肾病康复助手

主审　周福德

主编　陈绪勇　谢莎莎

编者（排名以姓氏拼音为序）

　　　陈　舟　韩馥缦　刘　伟

　　　王翠玉　喻小娟

北京大学医学出版社

SHENBING KANGFU ZHUSHOU

图书在版编目（CIP）数据

肾病康复助手 / 陈绪勇，谢莎莎主编．—北京：
北京大学医学出版社，2018. 3（2021. 11 重印）

　ISBN 978-7-5659-1764-6

　Ⅰ．①肾⋯　Ⅱ．①陈⋯ ②谢⋯　Ⅲ．①肾疾病—康复
Ⅳ．① R692.09

中国版本图书馆 CIP 数据核字（2018）第 033055 号

肾病康复助手

主　　编：陈绪勇　谢莎莎
出版发行：北京大学医学出版社
地　　址：（100191）北京市海淀区学院路 38 号　北京大学医学部院内
电　　话：发行部 010-82802230；图书邮购 010-82802495
网　　址：http://www.pumpress.com.cn
E-mail：booksale@bjmu.edu.cn
印　　刷：北京瑞达方舟印务有限公司
经　　销：新华书店
责任编辑：刘陶陶　　责任校对：金彤文　　责任印制：李　啸
开　　本：710 mm×1000 mm　1/16　　印张：11　　字数：212 千字
版　　次：2018 年 3 月第 1 版　2021 年 11 月第 7 次印刷
书　　号：ISBN 978-7-5659-1764-6
定　　价：39.00 元

序

慢性肾病是全球性的公共健康问题，起病隐匿，病因复杂，预后不一。患者不仅需要面对最终发展成为终末期肾病（尿毒症）的风险，还受到心肌梗死、卒中等高发心血管系统疾病的威胁。然而，普通大众对慢性肾病存在极大的误解、漠视或恐惧。大多数患者来院就诊时，虽然已经出现了肾病的各种表观，如贫血、高钾血症、高磷血症、高血压、蛋白尿等，却浑然不知。观念的滞后往往导致病情的延误，认知的误区更是给患者带来身心的双重打击。做好对慢性肾病的管理，不仅能延缓肾功能不全的进展，还能防止各种相关并发症的发生，减少心血管疾病的发生。此外，有一些患者对慢性肾病存在严重的恐惧和焦虑心理，即使病情很轻微，对生活、工作和寿命没有明显影响，但他们却为此整日担忧，严重地影响了生活质量。因此，对慢性肾病患者进行疾病相关的科普教育，提高患者对于疾病的正确认识，指导患者参与疾病的治疗和管理，对于提高肾病患者的生活质量和改善预后具有十分重要的意义。

这本《肾病康复助手》正是针对肾病患者进行科普教育的一本小书。本书的作者陈绪勇是原北京大学第一医院的肾内科医师，是北京大学临床医学博士；另一位作者谢莎莎是北京大学临床医学硕士。当他们力邀我为本书校稿和写序时，我欣然应允，相信本书能对医患双方都有所裨益。编写者从患者的角度，以医生的视野，结合自身的临床经验，同时以大量临床相关权威文献为基础，以客观公正的态度，编写了这本《肾病康复助手》。

全书语言通俗易懂，基本做到了集专业性、科学性和通俗化为一体，深入浅出地对晦涩难懂的肾病专业知识进行了解读，让患者感觉这更像是一位临床大夫在耳边娓娓道来。书中内容绝大部分都是临床上肾病患者十分关心和常常提及的问题。患者通过阅读此书，能够学会正确认识肾病，纠正以往的认知误区；了解肾病科学的饮食方法和生活调理方式；同时对肾病的常用药物和化验检查也有初步的认识。而对于医疗工作者来说，本书亦能帮助他们更好地对患者进行宣教和解释。

我对本书亦进行了较为严格的审校，尽力做到避免出现争议和纰漏，旨在为大众呈现一本专业性强和可读性强的科普读物。同时，也希望本书能够为改善肾病目前的医疗现状起到一点积极的作用。由于审校者和作者临床经验和水平有限，书中难免存在缺点或不足，敬请读者批评指正。

最后，希望医患双方能够携手共进，共同致力于改善肾病领域的医疗现状。

周福德

前　言

　　根据我国 2012 年发表在柳叶刀杂志上的大规模流行病学研究显示，我国慢性肾病的总患病率达 10.8%，总人数接近 1.2 亿。慢性肾病的患病人群庞大，知晓率却很低，大多数患者并不重视这个疾病。早期发现、早期治疗，对于帮助肾病患者控制病情，稳定病情，避免尿毒症的发生具有重大意义。从这一点来看，科普教育对于肾病的管理，显得尤为重要。然而目前的医疗现状是，临床医生的精力和时间有限，在有限的门诊就诊时间里和患者住院期间，对于患者迫切想要了解的许多与疾病有关的问题，难以给予较为全面深入的解答。因此，为了帮助患者正确认识和对待肾病，避免因病急乱投医而走弯路、错路，帮助临床医生传达他们想要对患者进行的宣教，减少医患之间由于信息不对称造成的沟通困难，我们整理出版了这本《肾病康复助手》，希望为肾病领域的患者教育科普事业尽绵薄之力。

　　本书能够面世，得益于广大肾病患者和医疗同仁对"肾上线"微信公众平台的支持与厚爱。"肾上线"在成立之初，我们还只是简单地想要通过图文的形式，传播肾病知识，让医患之间交流更顺畅。后来，伴随着"肾上线"的慢慢成长，我们收到了许许多多患者的致谢留言，在患者中有口皆碑；在医疗同仁中，也不断被肯定和推荐。这些都让我们更坚定了进行患者教育科普的信念。我们从"肾上线"微信公众平台累积至今的 600 多篇发文中，甄选了其中的 100 多篇实用且患者迫切想要了解的相关文章，整理编撰成册。主要从肾病的常见问题、化验检查、穿刺检查、饮食调理、生活调理、用药、常见类型，以及尿毒症这 8 个方面来介绍肾病知识，力求专业，有理有据，浅显易懂，做到让患者真正明白其中的究竟，能够和医生更有效地沟通，帮助患者更好地进行自我管理，助力于医患双方共同的心愿：促进肾病的康复。

　　本书的特色是采用图文并茂的形式，运用浅显直白、易读易懂的语言将晦涩难懂的专业医学知识进行科学的解读，内容涵盖与肾病息息相关的各个方面。对于临床医疗工作者而言，不失为一本好的宣教手册；对于肾病患者而言，更可以作为其了解肾病知识的入门指导手册。

　　我们有幸邀请到了北京大学第一医院周福德教授在百忙中抽空为本书做主审。他为本书贡献了十分宝贵的修改意见和建议，帮助我们修正了书中的部分纰漏之处，同时也为本书的出版和面世提供了极大的帮助，在此表示感谢。

　　在本书的内容撰写、整理和校对方面，我们都尽最大努力避免错误。但由于个人的精力和水平所限，如有不当之处，恳请读者提出指正。

陈绪勇

目　　录

1 肾病的常见问题

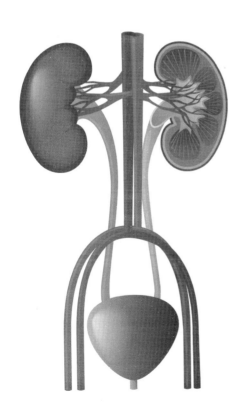

1.1 肾出问题后，会有哪些常见的症状？

通常情况下，肾出现问题是可以没有明显症状的，只有尿液检查的结果等出现异常，因此常常容易被人忽视。

那么常见的肾病症状有哪些呢？

● 水肿

脸部、脚部水肿是肾病的常见情况。

由肾病引起的水肿表现为早起时脸部，尤其眼睑有明显的水肿，下午和晚上减轻。

但不是所有水肿都是由肾病引起的，如果尿常规的检查结果没有问题，则基本可以排除肾病引起的水肿，而应该考虑为肝病、心脏病、内分泌疾病、营养不良等问题引起的水肿。

● 泡沫尿

正常情况下，因为排尿的高度、角度等原因会使尿液产生一些泡沫，但是一般这些泡沫比较大，也容易消散。但如果出现很多持续不散、细密的泡沫，则提示可能存在蛋白尿。蛋白尿是肾病的一个信号，正常情况下尿中蛋白质的排出量很少，但肾病患者可能排泄较多的蛋白质。蛋白质会改变尿液的张力，从而出现难以消散的泡沫。

● 尿色变化

尿液颜色变红，呈洗肉水色、浓茶色等，有可能是血尿的一个信号。血尿是肾病的一个较常见症状。有时尿液变红是因为服用了一些药物比如酚酞含片，或者食物比如火龙果，而出现的假性血尿。因此，出现尿液颜色变化最好能去医院检查确定一下。

● 夜尿增多

夜尿增多通常指的是因夜间排尿而使睡眠一次或多次中断的一种现象。年轻但夜尿次数较多，是很多肾病患者常伴随的一个症状。但睡眠前饮水过多或睡眠不好都可引起夜间排尿次数多，这时不一定是肾有问题。

● 食欲丧失、恶心、呕吐

食欲丧失、口腔尿素味和食量小都是肾衰竭患者面临的常见问题。随着肾功能的减退及有毒物质的积累，患者会有恶心、呕吐等不适。

● 高血压

肾病患者有高血压是很常见的。肾是重要的血压调节器，如果高血压在年轻患者（少于 30 岁）中出现，或者高血压患者在诊断时血压非常高，这可能是肾的问题。

● 贫血和乏力

工作中乏力、易疲劳和注意力不集中以及脸色苍白很可能是贫血（血色素低于正常水平）的常见表现。肾功能不全患者出现贫血是非常常见的。

如果一个人出现上述症状和迹象，不代表一定有肾病。但如果有这些症状的存在，那么需要去看医生，通过化验检查排除肾病的可能性。

1.2 为什么患者快发展成尿毒症了却没有任何症状？

"为什么我都快尿毒症了，还什么症状都没有？！"一位刚诊断为严重肾功能不全的患者，愤怒而绝望地问我这个问题。他不断重复着："但凡有点儿不舒服，我也不至于现在才看病。"

● 沉默的肾病

开篇这位肾病患者朋友（肾友）的遭遇并不是个例——在出现症状之前，直接进入肾病严重阶段。其实这并不是真的毫无预兆，他在 1999 年的时候就已经查出高血压，2000 年查出蛋白尿，但都因为没有不适症状而被忽视了。

"肾上线"医生团反复强调过一个数据，慢性肾病在中国的发病率是 10.8%。根据 2012 年发表在《柳叶刀》杂志上的流行病学研究显示，中国约有 1.2 亿慢性肾病患者。但是我们身边很多人根本没有听过肾病，不是因为这个数据是假的，而是因为肾病实在太沉默，沉默到大部分的人即使患有肾病也浑然不知。

● 我们该如何对待"沉默的肾病"？

当我还是医学生时，我和我的同学在小区办过一次义诊。我在宣传单上附带了一张尿检试纸。去发宣传单时，大部分人的反应是"我的肾可没毛病，你别给我，我不用查。"我能明显感觉到他们的嫌恶，似乎接了我们的宣传单，是一件很"羞耻"的事。

对肾病的偏见和误区，让多少人在无视中错过了治疗最佳时机！

肾病好发于年轻人，年龄集中在 20～40 岁，"少壮不重视，老大徒悲伤"！

每年定期检查一次尿常规并不是难事，难的是，有这个意识！

● 肾病可能会发出的预警信号

虽然肾病的症状并不明显，但如果出现下面预警信号，去肾内科体检一下是必要的。

（1）泡沫尿。

（2）尿色发红。

（3）起夜次数多。

（4）水肿。

（5）气短、乏力等。

（6）高血压。

最后，还是提醒一句：肾病在早中期没有任何症状是普遍现象。我们不能因为它不喊疼，就从不关注！医生总爱说，肾病是一个"沉默的杀手"，即便没症状也要早点重视！但很多时候，这句话在现实面前，显得太苍白无力！在没有任何不舒服的时候，谁愿意听这些啰啰唆唆的健康注意事项？但现代人慢性病高发，没有一点医学常识就敢在"江湖漂"，所付出的代价往往是难以承受的。

1.3 尿中为什么有那么多泡沫？

我们经常会遇到一些人神色紧张地问："医生，我的小便有好多泡沫，别人都说尿里有泡沫就表示有肾病，该怎么办呀？快急死我了！"

尿中有泡沫，一定代表健康有问题吗？其实不是这样的。

那么，为什么会出现这样的情况呢？

正常新鲜的尿液呈透明淡黄色，颜色随着喝水量的多少有深有浅。尿液中泡沫的形成，是由于液体的表面张力。张力越高，形成的泡沫越多。

尿液中出现很多泡沫，可能是正常现象，也可能是疾病导致的异常现象。那么，出现泡沫尿有可能的原因是什么呢？

● 正常情况

（1）尿道内分泌物多：这种情况还是较多见的。比如，男性如果尿道中有精液成分，就会形成泡沫尿。特别是有的人停止性生活时间长，常发生遗精，或者因为经常性兴奋，使得尿道黏液增多，尿液中有形成分增加而使得泡沫增多。

（2）排尿过急、位置高：排尿急，或者排尿时位置比较高，尿液受到强烈冲击，就有可能形成较多的泡沫。

（3）尿液浓缩：喝水少、拉肚子、出汗太多这些情况，使尿液浓缩，尿液中的一些物质相对就会多，这样也容易形成泡沫尿。

（4）其他原因：便池中有一些洗涤剂，也会使得泡沫增多。

● **异常情况**

（1）蛋白尿：尿液中蛋白质多，会出现大量泡沫尿。这种泡沫尿的特点是，泡沫细密、量多，像啤酒泡沫一样，并且过了几十分钟都不消散。

蛋白尿是各种肾病患者最常见的症状之一。

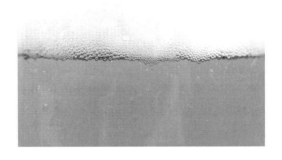

（2）泌尿系统感染：泌尿道感染，可以使尿道中炎性分泌物增多，从而使得尿中泡沫增多。并且如果感染的是一些会产气的细菌，那么会让尿液产生很多的气泡。

（3）尿中葡萄糖增多：尿中葡萄糖增多也会产生一些泡沫。最常见于糖尿病患者，因为血糖升高，引起尿中葡萄糖增多，使得尿中泡沫多，也可以见于一些人因为短时间进食大量的碳水化合物，或者静脉输入大量的葡萄糖，出现一过性的尿中葡萄糖增加而使得尿中泡沫增多。

（4）一些少见病：比如膀胱结肠瘘。

对于持续出现泡沫尿，可以先做一个尿常规的检查，初步筛查尿液有没有什么问题。这个检查很方便，留一次晨尿就可以了，费用也不贵，各个医院都可以查。

如果出现泡沫尿，并且还有水肿、肉眼血尿、夜尿增多、血压高、糖尿病等情况，一定要及时去肾内科就诊，不要因为怕麻烦而耽误病情。如果已经查了尿常规、肾功能等，这些检查结果都没有问题，对泡沫尿也不需要背负沉重的心理负担。

1.4 发现血尿怎么办？

我们经常遇到这样的患者：

"医生，我有血尿，我会不会活不到我小孩长大啊，我年纪轻轻，怎么会得这个病？我怕啊，我小孩没长大我就……"

通常是患者自己还没弄清情况，就在网上随意搜一搜，结果把自己吓个半死。

● 血尿是什么意思？

血尿是指新鲜尿液通过特殊的检验方法，在显微镜下面看到红细胞，如果每个视野见到红细胞计数 > 3/HP，称为血尿。

如果红细胞特别多，可以使尿液呈红色或者洗肉水的颜色，这称为肉眼血尿。不能用肉眼看到的血尿，称为镜下血尿。

● 哪些原因可以导致血尿？

血尿是泌尿系统出现问题后一个常见的症状。泌尿系统，顾名思义，是由生产尿、储存尿、排尿的器官组成的，肾、输尿管、膀胱、尿道都包括在内，如果这些器官出问题，都可以出现血尿。

血尿常见的原因有 ①内科性血尿：各种肾小球疾病，部分肾小管、肾间质疾病；②外科性血尿：尿路感染、结石、结核、肿瘤、血管畸形等；如果是老年人出现无痛性肉眼血尿，要警惕泌尿系统肿瘤。

还有极少数遗传性肾病如多囊肾、血液系统疾病、抗凝药过量等原因也可以引起血尿。

需要指出的是，有些人因为食用了某些含有色素的食物，或者药物如利福平、磺胺等，引起尿潜血阳性，但镜检没有红细胞，这些是假性血尿，不是真正意义的血尿。

● 需要进一步做哪些检查？

通常医生为了明确血尿的来源，有可能会做：

（1）尿红细胞位相检查：初步根据尿红细胞形态来判断，病变是否来源于肾。

（2）B 超：了解有没有结石、肿瘤等。

（3）X 线：了解肾的形态、位置，判断有无可以显影的结石。

（4）CT 或者磁共振：怀疑有泌尿系统病变，但常规检查不能做出准确判断时需要。

● 如果病变来源于肾怎么办？

如果通过检查排除了肿瘤、结石这些外科疾病，持续的镜检血尿，考虑大多是由肾小球疾病引起的。

如果血尿合并蛋白尿、血肌酐升高等其他问题，则需要找肾内科医生查清楚后给予相应的治疗。

如果最后发现只有血尿，没有蛋白尿，没有高血压，肾功能正常，大多数都是良性过程，也就是说可能终生只是尿检异常，而不会出现肾功能恶化。除非一些镜下红细胞特别多的情况，或者出现肉眼血尿时，医生才会给予相应的治疗。

一般情况医生并不会给予药物治疗，而是建议患者平时注意生活作息规律，避免感染，适当锻炼，增强免疫力。每年定期化验尿和肾功能 1 ~ 2 次，同时检查血压就可以了。

但有些患者发现自己出现血尿后会非常焦虑，到处寻找治疗血尿的药方。各种药物一通乱吃，血尿可能是没了，肾功能却不行了。这是非常不正确的做法。

1.5 肾里面没有痛觉神经，为何肾友还老说腰疼？

● 肾的样子

肾长得像两颗蚕豆。老百姓喜欢把肾称为"腰子"。

● 肾病其实并不爱喊疼

"腰子"里面并没有痛觉神经的分布，因此，里面即便是发生非常严重的病变，我们也感觉不到痛！

这也是为什么不少患有慢性肾病的人，如果不体检，根本不知道自己患病的原因。肾病患者如果不复查，也不知道病情什么时候在加重，肾其实根本就不爱"喊疼"！

● 为何肾友总喊腰疼？

其实腰疼很普遍，肾友又常常是不爱活动锻炼的久坐一族，腰疼发生率高。

每天肾内科医生需要面对不少因为"腰疼"而前来就诊的患者，大部分腰疼患者，经过检查后发现，并不是他们认为的肾内科疾病。

那么，腰疼主要由哪些原因导致呢？

● 腰疼的原因

骨科相关疾病是引起腰疼最常见的原因，如腰肌劳损、腰椎间盘突出，表现为酸胀痛。其中又以腰肌劳损最为常见。往往与长久保持一个体位，腰肌劳累有关，见于长期保持坐位工作的人群，伴有不良的坐姿习惯。再加上体重过大或经常穿高跟鞋等原因反复加重腰肌劳损。如果腰疼的同时还伴有下肢的麻痛，有可能是由于腰椎间盘突出症引起。

虽然肾里面没有痛觉神经，但包在肾外面的被膜、输尿管等部位有痛觉神经，因此，肾结石，尿路感染，肾的囊肿、肿瘤，急性肾炎使肾体积增大等原因，刺激、牵拉这些痛觉神经，也可以产生腰疼。这些情况可以通过超声、CT 以及尿液检查等确定。如果出现剧烈腰疼，则需要警惕肾结石及肾梗死，需及时到医院就诊。

● **疑神疑鬼不如多多锻炼**

因为得了病以后，特别容易敏感，很多肾友老是疑神疑鬼，一有腰疼就怀疑自己病情加重，大部分时候真的是在疑神疑鬼。

如果肾功能、尿蛋白、血压等指标都控制得很稳定，就打消顾虑！疑神疑鬼不如多多锻炼，平时训练腰部力量，让腰没那么容易"喊疼"。可以参考下图的腰部训练，休息的时候练一练。

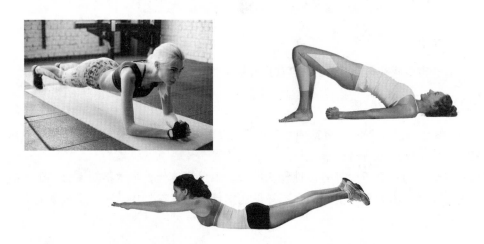

1.6 怎样区分肾病到了哪个阶段？

很多人知道患有慢性肾病，但并不清楚自己的病情。那么如何辨别肾病到了哪个阶段呢？

阶段	特点	GFR	推荐做法
慢性肾病1期	正常	≥90	·诊断并治疗肾相关的问题或其他疾病，减缓慢性肾病的发展速度 ·教育患者如何进行自我管理 ·降低患心脏病的风险
慢性肾病2期	肾功能轻度降低	60~89	评价进展状况，治疗病态状况
慢性肾病3期	肾功能中度降低	30~59	评估并治疗并发症
慢性肾病4期	肾功能严重降低	15~29	为替代治疗做准备
慢性肾病5期	终末期	≤15	换肾、透析

下面我们来具体介绍。肾功能主要依据估算的肾小球滤过率 [eGFR 值，eGFR 的单位为 ml/（min·1.73 m²）] 来分期，这个数值可以通过年龄、性别以及血肌酐等计算得到。

● 肾病五个阶段

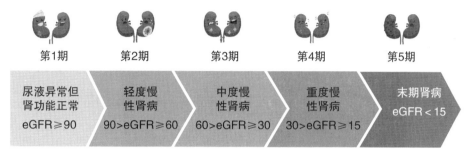

第1期	第2期	第3期	第4期	第5期
尿液异常但肾功能正常	轻度慢性肾病	中度慢性肾病	重度慢性肾病	末期肾病 eGFR < 15
eGFR ≥ 90	90 > eGFR ≥ 60	60 > eGFR ≥ 30	30 > eGFR ≥ 15	

单位：ml/（min·1.73m²）

● 多数肾病都是慢性的，不易逆转，内科治疗的目标是：

（1）减慢疾病进程。

（2）治疗潜在病因和引起的原因。

（3）缓解症状并且治疗疾病并发症。

（4）降低心血管系统疾病的发病风险。

（5）延迟透析或者移植的时间。

● 通常医生会给予哪些建议呢？

大多数慢性肾病都无法根治，不过如果肾病发现得早，有很多方法都可以让你的生活不受太大影响，并且能够延缓病情的发展。医生可能会给出以下重要建议：

（1）使用药物：例如普利类降压药［ACEI 类（血管紧张素 I 转化酶抑制剂）］或沙坦类降压药［ARBs 类（血管紧张素受体阻滞剂）］，它们不单是有降血压的功能，还有助于降低尿蛋白、保护肾功能。

（2）治疗贫血：在肾衰竭的最初阶段就会出现贫血（缺少红细胞），这会使你感到非常疲倦。

（3）定期检查血压、血糖：高血压、糖尿病会引起或加速肾衰竭。

（4）避免使用某些止疼药：过度使用含有某些成分的非处方止疼药会对肾造成损害，如布洛芬、萘普生、对乙酰氨基酚（醋氨酚）等。

（5）改变饮食：控制盐分摄入（< 6g/d），优质低蛋白饮食有助于减缓肾病发展。

（6）减少吸烟量或戒烟：吸烟会加重肾病程度。

医生只是提供建议，你才是要在这些建议中做出选择的人。对疾病了解得越多，对自己和家人也就越负责。

1.7 肾病后备军——谁是高危人群？

慢性肾病已是全球面临的健康问题，但是公众对肾病知之甚少。北京大学第一医院肾内科发表在医学顶尖杂志《柳叶刀》的研究结果显示：我国慢性肾病总患病率为 10.8%，知晓率仅 12.5%。

慢性肾病早期可以毫无症状，大部分人并不知道自己患病，而早期预防和治疗的效果是最好的，等肾功能出现不可逆下降，给个人、家庭、社会都将带来巨大的经济负担，且治疗效果远远比不上早期控制。

那么，哪些人是肾病高危人群，重点筛查对象？

● 糖尿病患者

第一条就列出糖尿病，是因为由糖尿病发展为肾病的人数越来越多，增长速度已赶英超美，比例已超过原发性肾小球疾病。

如果患有糖尿病，且病史超过 5 年，应该有意识地每半年或一年检查一次尿微量白蛋白，以便及早发现肾病苗头。

● 高血压患者

现代人喜欢重口味、吃得咸，这对血管来说是一个很大的负担。家里亲戚朋友要没个高血压患者似乎都成了"不正常"现象。

而血压高，也是肾病发生和进展的一个重要危险因素。一般我们的正常血压在 130/80mmHg 以下，140/90mmHg 是正常高危线，再往前突破就可以诊断为高血压。很多人平常不量血压，测量发现血压高得吓人。

血压控制不佳，可逐渐损伤肾功能。对于高血压患者，应该有每年检查尿常规的意识。一般来说，正常人血压控制在 140/90mmHg 以下，慢性肾病或者糖尿病患者血压应该控制到 130/80mmHg 以下，老年人血压应该控制在 150/90mmHg 以下。

● 高尿酸患者

现在生活水平提高了，高尿酸患者非常普遍！但它的危害不小，引起痛风发作时，痛起来要命；还能继发慢性肾损害甚至肾衰竭，据欧洲透析移植协会显示，尿酸性肾病占尿毒症透析的 0.6% ~ 1%。

要管得住嘴迈得开腿！复查尿酸时也不要忘了检查尿常规和肾功能。

● 肥胖为核心的代谢紊乱患者

肥胖不仅仅指整个体型肥胖，也包括只有肚子胖的人。肥胖本身可以引起肥胖性肾病，还可以引起高血压、高血脂、高血糖等一系列代谢紊乱，间接导致肾病。

保持健康的体重和体型，有助于身体回到正常的代谢水平，减轻肾负担。

● 其他高危人群

除上述之外，经常吃药吃保健品、有肾病家族史、青少年反复发作扁桃体炎以及上呼吸道感染、年龄 > 60 岁的人，都是相比普通人更高危的人群。

当一个人存在列举的这些高危情况时，切不可忽视了肾相关检查！肾病的筛查并不复杂，一个简单的尿液常规可以发现非常多问题。不想去医院，买尿检试纸自己在家做筛查也行，看看"隐血""蛋白"这些有没有不正常的项目。

1.8 伤肾行为排行榜

我们的肾既坚强又柔弱：说它坚强，是因为肾常常出现严重问题后才有症状！说它柔弱，是因为它容易被一些行为伤害！

对于各种行为，到底哪些行为是已证明会"伤肾的"？

● 1. 有个头疼脑热就胡乱吃药

很多药物都可以导致肾损伤。

这些药物在我们生活中随处可见，常见的有：解热镇痛药，如各种止痛片、吲哚美辛（消炎痛）、感冒通等；中药，如龙胆泻肝丸、排石颗粒、跌打丸、复方蛇胆川贝散等含有马兜铃酸类中草药成分；抗生素，如氨基糖苷类的链霉素、庆大霉素。

胡乱吃药不仅要小心肝，更需小心肾！

● 2. 喜欢吃咸

2012 年权威医学杂志《柳叶刀》发表的文章揭示了中国慢性肾病患病率的地图。调查发现，喜欢吃咸的西南地区如云南、四川、贵州等地，慢性肾病发病率最高！另外一个喜欢吃咸的地区是中国北方，如山东、东北等地，发病率排第二。

过量的盐，早已让中国人的肾不堪重负！

● 3. 不爱喝水，还喜欢憋尿

很多临床医生都会有这样的体会，容易发生泌尿系统感染、结石的人都有个特点：不爱喝水！

俗话说"流水不腐"，正常排尿不仅能排出身体内的代谢产物，而且对泌尿系统也有自净作用。而经常长时间憋尿，也容易造成细菌滋生，引发尿路感染。

● 4. 肥胖却照样胡吃海喝

自从物质条件改善后，中国的肥胖人群大幅度增长。

现在很多人年纪轻轻就长"啤酒肚"，成为慢性病滋长的温床！血脂、血糖、血压、尿酸全面超标，这些情况为今后的慢性肾病埋下隐患。

迈开腿、管住嘴，已经不再只是老年人喊的口号，年轻人也需要重视起来！

● 5. 长期不运动，突然剧烈运动

运动锻炼好处很多，但运动也需要有一定的原则，要懂得量力而行，循序渐进地加大运动量。

长期不运动，突然剧烈运动可能导致急性肾损伤。每年的马拉松赛场，附近的医院都要收治一些"剧烈运动引发横纹肌溶解，最终导致急性肾损伤"的人。

● 6. 熬夜、作息紊乱

熬夜、作息紊乱，大家身体上或多或少会觉得不舒服，但究竟对肾有什么影响，好像也说不出个所以然。

在近期，一项关于睡眠与肾病之间的研究，发表在肾病领域权威杂志 *Kidney International* 上。研究人员对比了 4238 位参与者，发现每晚睡眠 < 5 个小时的参与者肾功能下降最快，且蛋白尿发生率更高，6 个小时倒数第二，而每晚睡眠 7 ~ 8 个小时，以及 9 小时以上的参与者肾功能下降速率都是相对较慢。

此外，越来越多的研究认识到，睡眠时间短、睡眠紊乱、睡眠质量差和很多疾病发生发展相关，例如高血压、糖尿病、肥胖等，这些问题也可以继发肾的问题。

● 7. 经常感冒

经常反复的感冒可能诱发和加重肾病。

很多类型的肾病，在发病前有过严重感冒的病史，发病后，如果经常感冒也容易引起病情的反复。

经常感冒，是身体在提醒你，需要增强体质！而不要以为感冒只是小问题，无足挂齿。

● 8. 有肾病家族史却从不体检

相似的遗传背景，相同的生活习惯，使得肾病人群有一定的家族聚集现象，如果你的家人患有慢性肾病，请不要忽视了自身肾健康的筛查！

1.9 肾虚不是肾病

很多人认为肾虚和肾病是画等号的。因为肾虚去肾内科就诊的不在少数，也有

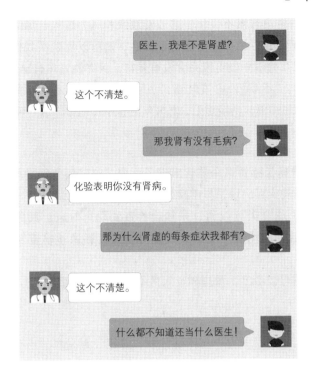

本身有肾病却按肾虚治疗而延误病情的。这反映了我们对肾虚和肾病这两个概念长时间的误解。

肾虚和肾病本就是两码事，我们今天就来一码归一码地分析一下肾虚和肾病。

● 肾虚是什么?

首先应该很清楚的是：肾虚是中医里的说法，西医里没有肾虚这一说法。所以朋友们，不要再拿中医病名去为难西医大夫，咨询病情也得问对医生。

中医认为肾在五行里属水，是我们生命的源泉。中医里的肾不是具体的器官，它的功能比西医里称谓的肾器官概念要广很多，现代我们认识的泌尿系统、生殖系统、呼吸系统、骨骼系统、神经系统、水代谢、能量代谢的功能都涵盖其中。所谓虚，本质上来说就是一种功能减退的表现。因此理解肾虚，就是肾所主管的这些功能出现衰退的一种表现。

正因为中医里肾所涵盖的功能很多，因此我们身体多种不舒服的症状都有可能归为肾虚，如小便清长、小便频数、失眠脱发、不孕不育、呼吸不畅、牙齿脱落、骨质疏松、腰膝酸软、健忘早衰、精神不振等。

而这种功能减退往往是由于我们①先天不足；②后天失养，后天失养又包括饮食、生活不规律，情绪压力没有被很好地调节，劳逸结合不佳，外来寒燥湿邪的侵入等；③机体的自然衰退。

由于现代人的生活习惯不良、生活节奏过快和压力过大，加之人到中年以后机体的自然衰退，我们很容易产生肾虚的各种症状，可以反映在我们的脸色上、舌苔上、脉象中，但现有检查手段可以完全没有异常，身体器官没有出现实质性病变。

如果想要做到"不虚"，应该做到"法于阴阳，和于术数，食饮有节，起居有常，不妄作劳，形与神俱，恬惔虚无，真气从之，精神内守，达到阴平阳秘的状态"。

● 肾病是什么呢?

西医所讲的肾病是指肾这个器官出现了病变，这些病变都是可以通过现有医疗手段检查到的，确确实实出现了异常指标和影像学改变。

例如慢性肾小球肾炎可以通过尿常规检查发现有血尿、蛋白尿，肾小管疾病通过尿检查可以看到尿比重下降，多囊肾可以通过影像学检查发现肾多个囊泡性病变等。

通过上述介绍可以看出，肾虚和肾病是不同概念，不能混为一谈。

● 肾虚还要治吗?

我们明白了肾虚可能只是一些不适症状，并不一定是真的患有某种疾病，那么还需不需要治疗?

如果怀疑自己肾虚，并且已经明确肾的检查化验结果均没有异常，但症状又很明显，可以通过中医调理。在正规的中医医院就诊，不要相信江湖骗子，不要自己乱买中草药、保健品。否则很有可能服用了有肾毒性的药物，导致肾衰竭。这并不是危言耸听，我们中国每年都会出现本来没有肾病而是因为乱吃药吃出肾病的患者。

因此。"补肾"是为了改善"肾虚"引起的机体功能失常，对西医所说的肾没有什么帮助。

● 患有肾病怎么办呢?

如果经过正规检查发现真的患有肾病，建议患者找专业的肾内科医生进行诊断和治疗。

通过上面的介绍可以看出，肾虚和肾病是不同的概念。如果你害怕肾出了毛病，就不要疑神疑鬼了，其实肾病筛查很简单，只需要简单的尿液检查和血肌酐检测便可。争取可以做到：有肾病，早诊断早治疗；没有肾病，不背负沉重的心理负担。这比不知道情况盲目吃保肾的保健品要强得多。

2 肾病的化验检查

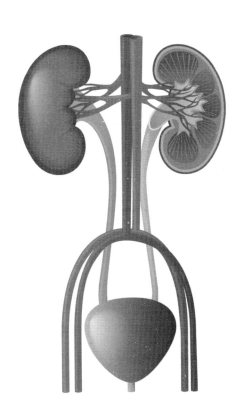

2.1 手把手教你看尿常规检查

尿常规检查，是反映肾情况最实用的检验之一，您知道检查结果怎么看吗？

尿常规

NO	项　目	结果	生物参考区间	单位	NO	项　目	结果	生物参考区间	单位
	尿干化学分析（NGHX）				19	管型计数（CAST）	1.60	0～2	/uL
1	颜色（COLOR）	微黄色			20	管型（LPF）	4.62	0～5.78	/LP
2	透明度(TMD)	澄清			21	红细胞形态变异信息	阴性		
3	蛋白质(PRO)	+ ↑	阴性			定量尿沉渣手工镜检（JJJJ）			
4	隐血或红细胞(BLD)	+ ↑	阴性		22	红细胞（RBC）	1～3	0～3	/HP
5	白细胞(LEU)	阴性	阴性		23	白细胞	1～3	0～5	/HP
6	亚硝酸盐(NIT)	阴性	阴性						
7	比重（SG）	1.007	1.003～1.005						
8	酸碱度(PH)	6.5	4.5～8.0						
9	尿糖(GLU)	阴性	阴性						
10	酮体（KET）	阴性	阴性						
11	胆红素（BIL）	阴性	阴性						
12	尿胆原（URO）	阴性	阴性或弱阳性						
	尿有形成分全自动分析仪								
13	红细胞计数（RBC）	12.4	0～10	/uL					
14	红细胞（HPF）	2.2	0～5.76	/HP					
15	白细胞计数(WBC)	12.0 ↑	0～10	/uL					
16	白细胞(HPF)	2.2	0～3.78	/HP					
17	上皮细胞计数(EC)	3.7	3.7	/uL					
18	上皮细胞(HPF)	0.7	0.7	/HP					

化验单通常用"–""±""+"分别代表阴性、弱阳性、阳性。"+"的多少，代表数量上的变化。比如"+""++"和"+++"说明阳性的程度逐渐增强。

● 颜色与透明度

正常尿液的颜色澄清、淡黄。

喝水较多时，尿液可以像白开水一样无色透明。喝水少或者出汗多的话，尿液的黄色会更深一点。

根据外观，有的医院化验单会标明澄清或者浑浊，浑浊一般多见于泌尿系统感染、标本污染、乳糜尿、结晶尿等。

● 尿酸碱度（pH 值）

尿液的 pH 值约 6.5，波动范围为 4.5 ～ 8.0。pH 值随每天饮食成分改变，吃肉多的时候尿呈酸性，吃蔬菜水果多时尿呈碱性。感染、痛风和药物代谢也会影响尿液的 pH 值。

● 酮体

没有糖尿病的人尿中出现酮体，提示身体处在饥饿状态或者送检的标本不新鲜；

有糖尿病的患者尿中出现酮体需要警惕血糖控制不佳，避免出现酮症。

● 葡萄糖

这一项同样也是糖尿病患者需要特别注意的一项，正常为阴性，"+"越多，说明尿液中葡萄糖含量越高，提示血糖控制不佳。

肾病患者如果没有糖尿病，却出现尿糖升高，需要警惕肾小管间质的问题。

还有在使用一些药物的情况下，比如阿司匹林、水杨酸、链霉素等，有可能出现假性糖尿。

● 尿胆原和胆红素

尿胆原阳性多见于肝病和血液病。

胆红素阳性多见于肝病、胰腺疾病，如肝硬化、阻塞性黄疸等。

● 隐血和红细胞

隐血和红细胞一般同时都有，称为血尿。导致出现血尿的原因有很多，常见的主要有肾炎，泌尿系统结石、感染、损伤、肿瘤等。

肾病患者如果高倍镜下发现红细胞较多，可能表示病情出现波动，劳累、感染等都有可能诱发红细胞增多。

● 蛋白质

蛋白尿是肾病的一个重要提示，尿常规中如果出现"+"需要引起重视。

对于肾友们来说，尿常规中蛋白尿"+"只是一个粗略评估，最好进一步检测24小时尿蛋白。因为尿常规的"+"不一定和尿中蛋白质的总量对应一致。

但在临床中，也碰到不少第一次检查蛋白尿（或隐血）"+"或者"±"的健康人，几次复查后尿常规又变成阴性。因此，医生通常为了确定是否真的存在蛋白尿，会复查几次，多次阳性才有意义。为了避免标本污染等误差，检查尿常规之前最好清洗干净尿道口，留取中段尿。

正常人在剧烈运动、发热等生理状态不稳定的情况下，也可以出现一过性的尿蛋白阳性，休息后可消失。

● 白细胞

白细胞如果有"+"，高倍镜下白细胞数量超过5个，提示泌尿系统感染或者妇科疾病等情况。

2.2 尿红细胞位相——一个看血尿来源的检查

当一个患者检查尿常规发现有血尿，很可能就会联想到是不是由肾炎引起。

尿常规

NO	项目	结果	生物参考区间	单位	NO	项目	结果	生物参考区间	单位
	尿干化学分析（NGHX）				19	管型计数（CAST）	1.60	0~2	/uL
1	颜色（COLOR）	微黄色			20	管型（LPF）	4.62	0~5.78	/LP
2	透明度(TMD)	澄清			21	红细胞形态变异信息	阴性		
3	蛋白质（PRO）	−	阴性			定量尿沉渣手工镜检（JJJJ）			
4	隐血或红细胞(BLD)	++	阴性		22	红细胞（RBC）	8	0~3	/HP
5	白细胞(LEU)	阴性	阴性		23	白细胞	1~3	0~5	/HP
6	亚硝酸盐（NIT）	阴性	阴性						
7	比重（SG）	1.007	1.003~1.005						
8	酸碱度(PH)	6.5	4.5~8.0						
9	尿糖(GLU)	阴性	阴性						
10	酮体（KET）	阴性	阴性						
11	胆红素(BIL)	阴性	阴性						
12	尿胆原(URO)	阴性	阴性或弱阳性						
	尿有形成分全自动分析仪								
13	红细胞计数（RBC）	24	0~10	/uL					
14	红细胞（HPF）	8.8	0~5.76	/HP					
15	白细胞计数(WBC)	8.0	0~10	/uL					
16	白细胞(HPF)	2.2	0~3.78	/HP					
17	上皮细胞计数(EC)	3.7	3.7	/uL					
18	上皮细胞(HPF)	0.7	0.7	/HP					

（图中用框标记的项目为高倍镜下观察到的红细胞数目）

镜检红细胞 > 3/HP，表示有血尿。出现血尿，意味着泌尿系统的一个零部件出了问题。

为了大概辨别是哪个零部件出问题，医生会要你做一个尿红细胞位相的检查。这个检查跟平时留尿常规一样，留一次尿液送检验科就可以了。

尿红细胞位相

检查项目	结果	参考值
红细胞数量	152000	<8000/ml
正形红细胞	10%	
异形红细胞	90%	

● **哪种结果提示血尿是由肾炎造成的？**

（1）1ml 尿中红细胞数 ≥ 8000 个。

（2）其中畸形红细胞数量占总红细胞数量的 75% ~ 80%。

（3）并且这些畸形红细胞长得大小、样子都不一样，医学上叫做非均一形态。

我们来看上面这张化验单，正常红细胞只占 10%，90% 都是形态各异的红细胞。可诊断为肾小球性血尿，比如肾炎等情况。

还有一种情况，虽然没有达到上面的指标，但是如果出现一种特定的红细胞形态，医学上称为棘红细胞，如果棘红细胞比例 > 5%，基本可以确定血尿来源于肾小球。

● 哪种结果提示血尿是非肾小球源性的？

红细胞形态大小均一，且畸形红细胞少于 20%，提示为非肾小球源性血尿，可能由泌尿系统感染、结石、结核，以及胡桃夹现象（见 7.9）等原因造成。

● 混合性来源是什么意思？

红细胞的大小、形态介于肾性和非肾性两者之间，兼具两者的特点，那该怎么区分呢？这就考验检验科医生了，比如有没有看到提示肾小球来源的 G1 细胞。

如果实在分不出，则需要结合其他检查，来综合确定到底是哪个原因引起的血尿。

● 临床情况是千变万化的

可是有的患者提出：为什么我的化验情况和你说的不一样？

临床情况千变万化，有时候一次检查只能是初步判断。如果怀疑有误差，就需要多复查几次。有的患者虽然尿中畸形红细胞数目没有占到多数，但找不到结石、感染这些情况，其他检查又提示发生肾炎的可能性大，那么医生依然会怀疑血尿是由肾炎引起；有时是健康人因为感冒发热、过量运动等出现一过性的肾性血尿。

总的来说，尿红细胞位相检查给了我们一个重要的提示作用，但存在一些比较复杂的情况时，医生会结合患者的其他指标进行综合分析、判断。

2.3 医生要求留尿标本时，为何要清晨、清洁、中段尿？

体检中，留尿是门技术活，要想得到一份靠谱的尿检结果，得掌握一定的技巧。

对于需要留取一次性尿液标本的那些检查，如尿常规、尿白蛋白肌酐比，医生们常常会叮嘱一句话：最好留清晨、清洁、中段尿。

为何要这样呢？具体操作如何？

● 为什么是晨尿？

清晨的尿液，又叫晨尿，是指清晨起床后，从膀胱里排出的第一次尿液。

人在睡眠中不吃不喝，晨尿中的成分，不会受到吃饭、喝水、运动这些方面的影响，生理状态最稳定，对于反映人体的健康状况具有特征性。

晨尿通常是一天当中浓度最高的一次，各种异常成分在尿液中的沉积也会更多，如果存在异常，就更加容易发现。

另外，尿液的浓缩状态，主要由肾小管功能决定，晨尿对于肾小管功能的判断更有意义。

再者，经过一整个夜晚，细菌有更多的时间在膀胱中生长，部分细菌在膀胱中能够把尿液中的硝酸盐分解成亚硝酸盐，对于判断是否发生了泌尿系感染起到更好的指导作用。

当然，如果实在憋不住晨尿，留随机尿也是可以的。

● 为什么要留清洁尿？

污染导致的检验结果误差非常常见。留取尿液时，一定要保证私处的清洁。

女性留取尿液时，要避开月经期，留尿之前，先清洁外阴；男性应该先清洗阴茎头，再留取中段尿液，以防止分泌物混入。

且保证留尿的容器是干燥、清洁的，避免污染。

● 为什么要留中段尿？

按照排尿的先后顺序，可以把尿液分为前段、中段和后段。中段尿就是指在排尿过程中处于中间的那一部分尿液。

当尿量过小、流速过低时，不能冲刷干净尿道中的一些污染物，就有可能会影响化验结果。

也正因为如此，才选择中间那段尿去化验，中间是流速最快的时候，相比前段尿和后段尿，中段尿更不容易受污染，尽可能保证减少误差。

因为一次性尿液标本通常需要新鲜尿液，所以标本应在 1 个小时内，尽快送检。

另外需要强调的是，中段尿是检查肾和输尿管问题的；而后段尿，也就是终末尿是检查膀胱、前列腺问题的；初段尿，也就是前段尿，是检查尿道问题的。肾友留取一次性尿液标本来检查尿常规、尿白蛋白肌酐比，都是为了了解肾的问题，所以需要留清晨、清洁、中段尿。

2.4 24 小时尿液检查，全面分析就看这里

24 小时尿液检查是肾病检查中非常重要的项目，我们可以了解到肾的一些疾病状态。

但留 24 小时尿有讲究，如果没有掌握好方法，就有可能出错，导致检查结果不准确。

● 如何收集 24 小时尿液标本？

假如患者打算留从今天早上 7 点，到明天早上 7 点，这期间 24 小时的尿液。

那么，他正确的留尿方式就是：今天早上 7 点这一时刻，就要把尿液全部排空不要，然后从这之后的每一次尿液，直到第二天早上 7 点排的尿液全部收集起来

（包括第二天早上 7 点的尿液也要收集），这样整个 24 小时尿留的就是对的。简单概括成一句话"留尾，不留头"。

有的患者今天 7 点排的尿液也收集了，次日 7 点也收集了，这就是错的！今天 7 点的那次应该是排空不要的。

有的因为一个桶装不下，分两个桶，结果送检的时候两个桶的尿液没有混匀，只带其中一个桶的尿液去，这也是错的！等于另外一个桶的尿液根本没用上。

或者遇到一些患者在中途留尿的时候忘记了，或是外出，或是因为大便的原因，漏了一两次的尿液没收集，这都是错的。

24 小时尿液，必须是完整的标本，既不留多，也不留少，才能保证准确性！

不在乎尿量多少，最重要一个字——"全"

24 小时的尿液不在乎喝水多少，尿量多少，最重要的是——"全"！

也就是说不管这 24 小时内，是白天还是晚上的尿，所有的都要收集起来。有的人会认为，尿液都满满一桶了，检查肯定够了，那后面的尿就不要了。殊不知，没有留完整，再多也没意义。

有的人担心自己喝水太多或者太少，影响了结果，这也是没必要担心的。喝水多，尿液浓度就稀释，喝水少，尿液浓度就浓缩了，测得的尿蛋白总量是不会变的。24 小时尿蛋白定量不会因为尿量多少而影响结果。

患者在这一天像平常一样，正常喝水就可以了！

标本不能被污染

24 小时尿液标本，可以因为各种原因被污染，导致准确度下降。

有的女性在月经期间，本不应该留尿，结果经血跟尿液混在了一起。

有的因为解大便不注意，把大便和尿液混在了一起。

还有的不小心撒了一些自来水、肥皂水进去。

或是留尿的桶本身就不干净。

如果因为种种原因尿液被污染了，那么结果就不准了，必须重新开始留。

留标本当天生活如常

留标本当天生活如常，不要特意吃大鱼大肉，降压药等药物不需要停；如果有感冒、发烧、腹泻这些特殊情况，那么等这些情况好转后再留尿。

防腐剂的问题

24 小时尿蛋白定量没有必要加防腐剂，加不加防腐剂对尿蛋白定量基本没有影响，也可以在常温下保存。如果室温太高，可以放在阴凉处。

最后一步，送检

一般标本收集好后尽快送到医院，医院有专门的量筒。

把全部尿液搅拌混匀，记录好尿液总量，取一小杯放入专门的试管中送检即可。

有的医院可以提前去检验科把尿液试管带回来，如果家里有记录尿量的量筒，可以把尿量记录下来，直接在家里把尿液混匀，取一管装在 24 小时尿液标本的试管里，直接送检。

尿常规中的"+"不能代替 24 小时尿蛋白总量

尿常规中尿蛋白的加减号，不能替代 24 小时尿蛋白定量。如果想要准确知道自己一天具体的 24 小时尿蛋白的排泄量，需要查 24 小时尿液。

尿白蛋白肌酐比与 24 小时尿蛋白对应关系

24 小时尿蛋白定量经济实惠，只要留得对，是肾病患者评价蛋白尿的金标准。

但对于一些不方便留 24 小时尿的人，比如老人小孩，可以通过测定晨尿的尿白蛋白肌酐比来大致判断尿蛋白情况。

如果患者的尿白蛋白肌酐比 < 30mg/g（3mg/mmol），那么对应的，24 小时尿蛋白定量应 < 150mg/d（0.15g/d）。

如果患者的尿白蛋白肌酐比在 30 ～ 300mg/g（3 ～ 30mg/mmol），那么对应的，24 小时尿蛋白定量应在 150 ～ 500mg/d（0.15 ～ 0.5g/d）。

如果患者的尿白蛋白肌酐比 > 300mg/g（30mg/mmol），那么对应的，尿蛋白定量应 > 500mg/d（0.5g/d）。

2.5 尿蛋白的检查，全面分析就看这里

尿蛋白相关的检查，对于肾友们来说并不陌生，每次去医院都可能用得上。但是，尿蛋白项目有好几种，分别都代表什么却搞不太清楚！没关系，那就跟着我们一起来学习一下吧！

正常人每天也会排泄尿蛋白，一天排泄总量不超过 150mg/d（也就是 0.15g/d）。在发热、运动后、高温作业、精神紧张、极度亢奋的情况下可以出现尿蛋白增多，特别是青少年容易出现。随着原来的刺激消失，尿蛋白又恢复到原来的水平，尿蛋白一过性增多并不能立刻诊断为肾炎或者其他肾病。

接下来，我们就尿蛋白的具体项目具体分析：

尿常规中的尿蛋白

这是一张尿常规化验单，黑框标注的部分是尿蛋白的测试项目，正常情况是阴性的，也有的用"－"表示。

尿常规

NO	项 目	结果	生物参考区间	单位	NO	项 目	结果	生物参考区间	单位
	尿干化学分析（NGHX）				19	管型计数（CAST）	1.60	0～2	/uL
1	颜色（COLOR）	微黄色			20	管型（LPF）	4.62	0～5.78	/LP
2	透明度(TMD)	澄清			21	红细胞形态变异信息	阴性		
3	蛋白质(PRO)	+ ↑	阴性			定量尿沉渣手工镜检（JJJJ）			
4	隐血或红细胞(BLD)	+	阴性		22	红细胞（RBC）	2	0～3	/HP
5	白细胞(LEU)	阴性	阴性		23	白细胞	1～3	0～5	/HP
6	亚硝酸盐(NIT)	阴性	阴性						
7	比重（SG）	1.007	1.003～1.005						
8	酸碱度(PH)	6.5	4.5～8.0						
9	尿糖(GLU)	阴性	阴性						
10	酮体（KET）	阴性	阴性						
11	胆红素（BIL）	阴性	阴性						
12	尿胆原(URO)	阴性	阴性或弱阳性						
	尿有形成分全自动分析仪								
13	红细胞计数（RBC）	12.4 ↑	0～10	/uL					
14	红细胞（HPF）	2.2	0～5.76	/HP					
15	白细胞计数(WBC)	12.0 ↑	0～10	/uL					
16	白细胞(HPF)	2.2	0～3.78	/HP					
17	上皮细胞计数(EC)	3.7	3.7	/uL					
18	上皮细胞(HPF)	0.7	0.7	/HP					

"±"表示弱阳性，有的医院用的英文"trace"，有的医院用"微量"代表，这些都是一个意思。再往后浓度变高就用"+""++""+++""++++"这样表示，加号越多，表示尿蛋白浓度越高。

尿常规检查一般要求用晨尿的清洁中段部分，也就是起床后的第一次尿，这时候尿液浓度比较高，更容易反映问题。

尿常规中尿蛋白是定性检查，反映的是一次排尿中蛋白质的浓度，有时喝水太少导致尿液过度浓缩，或者尿道口因为分泌物污染，正常人也可以出现微量，甚至"+"的情况，或者是刚才所讲的发热、运动后等情况，为了避免误诊，应该消除外因后复查几次，而不是一次尿常规看到立刻就"吓到瘫软"。

肾友们在监测尿蛋白时，当尿常规中尿蛋白定性的检查结果与 24 小时尿蛋白定量有不相符时，以 24 小时尿蛋白定量为准。

● 24 小时尿蛋白定量

24 小时尿蛋白定量是尿蛋白总量评价的金标准，目前各大指南中治疗方案的制定，基本都以 24 小时尿蛋白定量为标准。

不同于尿常规中尿蛋白定性检查受到喝水量等因素的影响，24 小时尿蛋白定量包括一整天排泄的所有蛋白质的量，它不会受到喝水量、尿量的影响。

但是 24 小时尿留得对才能查得准，具体需要根据规范留取。

● 尿微量白蛋白

尿白蛋白是总蛋白尿中的一个重要成分，这个项目主要用于肾病早期阶段的尿蛋白量评价。

尿微量白蛋白比尿总蛋白更为敏感，可以作为高血压、糖尿病这类肾病高危人群的早期检查方法，更有利于及早发现肾病苗头。

对于已经有明显蛋白尿的患者，通常采用尿总蛋白检测。

● 尿蛋白肌酐比

经常有患者问，留 24 小时尿太麻烦了，有没有比它更方便的尿蛋白定量方法呢？

可以考虑尿蛋白肌酐比。

目前很多研究表明尿蛋白肌酐比可以作为监测尿蛋白排泄情况的一种可靠方法。2005 年北京大学第一医院王海燕教授发表在《中华肾脏病杂志》的一篇研究显示，尿蛋白肌酐比与 24 小时尿蛋白定量有比较好的相关性，为了减少运动对结果的影响，测定晨尿的尿蛋白肌酐比最好。

● 尿蛋白电泳

这是区分尿蛋白来源于肾小球还是肾小管的一个检查。通过尿蛋白电泳，我们能了解尿蛋白中的小分子、中分子（主要是白蛋白）、大分子蛋白质的比例，通过此测定可以评估肾病变的位置是肾小球还是肾小管，或者二者都有。

一般来说，中分子和大分子蛋白质，多见于肾小球病变；小分子为主的蛋白尿，常见于肾小管病变；而混合性蛋白尿（各种蛋白质都有）则多见于肾小球与肾小管同时有病变。

例如，一个患者的尿蛋白电泳化验单显示：

小分子蛋白质占 54%，白蛋白占 43%，大分子蛋白质占 3%。这就提示以小分子蛋白质为主，是肾小管来源的尿蛋白。

● 肾小管功能检查中的蛋白质项目

尿 $\beta2$- 微球蛋白、尿 $\alpha1$- 微球蛋白、尿 NAG 酶（N- 乙酰 -β-D- 葡萄糖苷酶）这几项都是常用于肾小管损伤的检测，肾小管损伤时，这些值会升高。

2.6 尿常规里蛋白质和隐血的加减号不准确，肾内科医生看重什么？

我们很多肾友习惯把蛋白尿和血尿的严重程度用加减号来描述，例如，我蛋白尿 +++，是不是很严重？我隐血 +++，是不是很严重？

其实这样问，医生很难回答。比起加减号，肾内科的医生更看重什么？这其中的门道，让我们解释给您听!

● 尿蛋白加减号不能准确反映蛋白尿严重程度?

尿常规检查中，尿蛋白可以显示为:"–(阴性)""±(微量)""+""++""+++""++++"。

我们通常理所当然地认为加号越多，代表蛋白尿的程度就越严重，但实际情况并不是这样的。

这是因为尿常规中蛋白质的加减号，只能反映受检者这一次蛋白尿的大概浓度，而这个浓度会受到喝水量、尿量的影响。

举个例子:一个人在喝水较多、没怎么出汗、尿量很多的时候，蛋白尿浓度就是低的，查出来的加号就会少。而当他喝水少、出汗又多、尿量少的时候，浓度就是高的，查出来的加号会变多。

这就是为什么我们会在临床看到这样不匹配现象:有的人查尿常规，虽然尿蛋白"+"，但实际病情却比尿蛋白"++"的人还严重，蛋白定量的结果也更高!

因此，肾内科的医生才会要求患者做 24 小时尿蛋白定量这样的检查，目的就是看全天的尿蛋白的排泄情况，这个值才能反应总体的尿蛋白严重程度。

24 小时蛋白定量一般可以大概分为:少量、中量、大量蛋白尿。

少量蛋白尿:< 1g/d

中量蛋白尿:1 ~ 3.5g/d

大量蛋白尿:> 3.5g/d

● 隐血不看加减号，看红细胞

隐血(潜血)看加减号也不准确，当你问医生隐血有几个加号的时候，肾内科医生也会"嫌弃"这样的说法，这是因为很多人的隐血是假阳性。

那医生看什么?

看的是镜检红细胞数，血尿的诊断标准也不是由潜血而定，而是镜检红细胞 > 3/HP 才能称为血尿。

2.7 原来尿肌酐不能单独看!

经常会有患者拿着自己的尿肌酐化验结果问，"医生，我这尿肌酐有箭头，是不是肾功能有问题啊?"其实，临床上尿肌酐并不单独看，它和血肌酐不是一回事。这其中有什么学问呢?

肌酐检查有两种:血肌酐和尿肌酐

这张化验单显示的是血肌酐

生化检查单

	英文	中文名称	结果	单位	参考范围
1	K	*钾	5.0	mmol/L	3.5 ~ 5.3
2	Na	*钠	141	mmol/L	137 ~ 147
3	Cl	*氯	106	mmol/L	99 ~ 110
4	CO_2	二氧化碳	29.6	mmol/L	22 ~ 30
5	Ca	*钙	2.32	mmol/L	2.11 ~ 2.52
6	Cr(E)	*血肌酐	114	μmol/L	44 ~ 133
7	Urea	*尿素	3.66	mmol/L	1.8 ~ 7.1
8	Glu	*葡萄糖	5.4	mmol/L	3.61 ~ 6.11
9	UA	*尿酸	365	μmol/L	150 ~ 420
10	P	*磷	1.10	mmol/L	0.85 ~ 1.51

下面这张化验单显示的是尿肌酐

尿肌酐

项目名称	结果	参考值	单位
尿微量白蛋白/尿肌酐	3.80	0 ~ 30	mg/g
尿微量白蛋白定量	7.10	0 ~ 30	mg/L
尿肌酐（酶法）	188.80	40 ~ 130	mg/dl

只差一个字，但是临床意义并不一样。血肌酐是大家都很熟悉的，是反映肾功能最常用的一项检查，血肌酐明显升高，通常意味着肾功能出现了问题。

而单独测定尿肌酐浓度对于评价肾功能没有帮助，因此，通常是和其他检查一起进行的。

临床常用的有尿微量白蛋白比尿肌酐、尿蛋白比尿肌酐，这样，算出来的比值可反映蛋白尿的排泄情况。

另外，在肌酐清除率的检查（这里指的是留 24 小时尿和抽血所得的肌酐清除率，而不是根据血肌酐通过公式估算的 eGFR）中也会用到尿肌酐。因为留取麻烦，有些医院不太常用，但在营养不良、肥胖、甲状腺功能减退、老年人以及截肢患者等情况下，血肌酐不能很好地反映肾功能时，这是一项不能忽视的检查方法。

这项检查需要留取完整的 24 小时尿液标本，测定尿肌酐浓度，同时测定血肌酐的值，然后通过公式算出来肌酐清除率。

公式是：$$肌酐清除率 = \frac{尿肌酐 \times 24\ 小时尿量（ml）}{血清肌酐 \times 1440}$$

所以，以后有小伙伴问你，我这尿肌酐怎么高了低了？大家都知道如何回答了吧！——单独看尿肌酐，没意义！

2.8 肾小管功能好不好，怎么看？

有的人为了买一个苹果手机去卖一个肾，计算下来基本是以 1 分钱一个肾单位这样的低价出售，实在是太小看我们的肾了。它的技术含量和精密程度，是 10 万个苹果手机也比不上的。

1 个肾小球加 1 个肾小管，构成 1 个肾单位，肾由 200 万个这样的肾单位构成（图中：致密的血管球是肾小球，管状的是肾小管）。

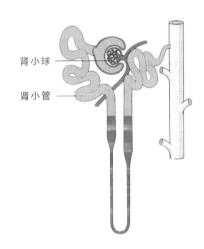

肾小管上皮细胞，是肾唯一可以再生的细胞。

肾小管承担着尿液浓缩的重要功能。每天有 180L（180000ml）液体通过肾，其中大部分的水和很多物质被肾小管重吸收回去，这样浓缩后，尿液每天才会只有 1.8L（1800ml）左右。

因为肾小管上皮细胞可以再生，所以肾小管损伤的人，肌酐都已经高了，只要发现及时，依然有可能再恢复正常！因为肾小管和重吸收功能有关，所以肾小管损伤的人，去厕所要比别人更勤快，夜尿也总是不只一次。

肾穿刺可以清楚地看到肾小管的问题，那么，除了肾穿刺，医生还有哪些手段可以判断肾小管的问题呢？这就涉及肾小管的功能检查了，咱们一起来学习一下。

● 评价近端肾小管功能

（1）尿氨基酸：氨基酸通过近端小管时，绝大多数会被重新吸收回去。如果检测到这个值增高，则考虑近端肾小管出了毛病。

需要注意的是：这个值受饮食影响较大，检查前应避免高蛋白饮食。

（2）尿 $\beta2$- 微球蛋白：它的原理同上。但除了近曲肾小管损伤可能造成其增高，

27

要排除血液系统和其他肿瘤导致 β2 微球蛋白合成增加，尿中排出增多。

需要注意的是，这个蛋白质在尿中容易降解，必须把新鲜的尿液很快送检。

（3）尿 α1- 微球蛋白：它和尿 β2- 微球蛋白的意义相似，但是它不容易降解，比 β2- 微球蛋白更稳定，是一个反映近端小管问题的理想指标。

（4）NAG 酶：小管损伤后，这个值会增加。

（5）尿糖：没有糖尿病的患者，如果总是出现尿糖加号，需要警惕肾小管的毛病。

● **评价远端肾小管功能**

（1）尿比重：这个是一个最简便的指标，尿常规中有这一项，一天中必有一次尿比重大于 1.018！每次尿比重均在 1.01 左右，甚至 1.01 以下，提示肾小管浓缩功能较差。但是尿比重受到检测方法的影响，有学者认为干化学法比折射法的误差增大。

（2）尿渗透压：这个检测优于尿比重对浓缩功能的判定。禁水后 12 个小时，尿渗透压至少要在 600mOsm（kg·H_2O），但是不能有利尿剂干扰，利尿剂的使用会导致尿渗透压降低。

2.9 肌酐、尿素氮、肌酐清除率、胱抑素 C、ECT，一文读懂肾功能检查

在临床中，肾功能的检测手段比较多。"肾上线"将目前常用的一些检查方法进行归纳总结，希望能为小伙伴们提供一些参考。

● **血肌酐**

血肌酐这个检查大家都很熟悉，是目前临床应用最广泛的一个肾功能评价的指标。血肌酐升高很可能意味着肾功能受损。

肾功能

编号	项目名称	结果	参考范围
0001	尿素	2.63	1.8～7.1mmol/L
0002	肌酐	71	44～133μmol/L
0003	尿酸	400	150～420μmol/L

一般女性的血肌酐正常基线水平在 60μmol/L 上下，男性在 80μmol/L 上下。

但是血肌酐有几个不容忽视的缺点：

（1）血肌酐值受肌肉含量的影响，也受饮食习惯的影响，因此个体差异较大。这使得一些老年人，消瘦、肌肉萎缩、长期只吃素食的人，虽然其血肌酐在"正常"范围，但肾功能已经下降却反映不出来。

（2）只有当肾小球滤过率低于正常的 50% 时，血肌酐才开始升高，对于早期的肾功能下降，血肌酐变化不灵敏。

为了弥补这个缺陷，临床应用了各种公式来估算其真实的滤过功能，常用的有 MDRD 和 CKD-EPI 公式，这两个公式在"掌上肾医"APP 的工具里面有，直接输入血肌酐、年龄、性别就可以得出结果。有些医院也会直接在化验单上注明计算出来的 eGFR，大于 90 表示正常。

医学计算公式
肾小球滤过率：MDRD公式
肾小球滤过率：CKD-EPI公式
矫正钙浓度
透析充分性
肥胖程度
腹透充分性（尿素Kt/V）
腹透充分性（肌酐清除率Ccr）

很多肾友反映不同医院，血肌酐测试结果不同，这跟医院检验科所使用的检查方法、试剂、厂家有关系。因为目前全国没有规范化，这个问题不好解决，一般大医院的检验结果不会相差太远。如果要做血肌酐前后对比，应该是在同一家医院。

● 血尿素（氮）

血尿素（氮）没有血肌酐敏感性好，而且容易受饮水量，饮食中蛋白质摄入量，组织蛋白分解状态等情况干扰，因此临床上测定尿素氮只能粗略观察肾小球滤过功能，单纯这一项升高不一定就是肾功能减退，需要结合其他指标。

在脱水、高蛋白饮食、吃肉过多时，血尿素氮可有升高，但血肌酐正常，纠正这些影响因素后血尿素氮就可以降下来。

但在慢性肾衰竭，特别是尿毒症患者中，血尿素氮增高程度和病情严重性一致。在透析患者中，常用尿素氮而不是肌酐作为观测指标。

● 肌酐清除率

刚才我们介绍了血肌酐受肌肉含量和饮食习惯这两方面影响，使得肾功能评价有时出现偏差和失误，当临床怀疑肾功能没有被正确评估时，可用肌酐清除率，它对肾功能的评价不会受到肌肉含量和饮食习惯的影响，是临床评价肾功能最可靠最常用的指标。

但是这项检查需要患者留 24 小时尿液标本，尿标本留得不全，储藏时间过长、高温会出现检测误差，因此，留的时候一定要注意这几个问题。

● 胱抑素 C

正因为肌酐存在肾功能降到 50% 以下时才开始升高这个缺点，胱抑素 C 才有了它的价值。

近年来，在观察早期肾功能减退，胱抑素 C 的检测有一定作用，多项研究表明胱抑素 C 比血肌酐要灵敏，肾功能早期下降，它就开始升高。

然而，胱抑素 C 也有自己的缺点，在大剂量使用糖皮质激素时，胱抑素 C 水平升高；甲状腺功能有问题，胱抑素 C 也会受到影响，临床上甲状腺功能减退症（甲减）患者的胱抑素 C 值下降。这些升高、下降跟肾功能本身没有关系。

● 肾 ECT

这是一项核医学检查，有放射性，费用也高，不常规用于评价肾功能。一般情况下，它所测得的肾小球滤过率可能并不如采血取样测量来得精确，它的优点是可以结合解剖结构获得额外的肾功能信息，可以计算每一侧肾的功能情况。

临床用这个检查主要在三个方面：①肾 X 线检查怀疑梗阻，需要确诊是否梗阻；②肾癌手术前，评估两侧肾功能；③活体肾移植，看两侧肾功能。

2.10 肾内科常见的检查——内生肌酐清除率

最近，总有患者因为肌酐偏高但没有其他异常的人问是不是有肾功能不全？还有一些人吃了能掩盖肌酐值的药，问有什么办法能判断肾功能是不是真的好了？

所以决定把肾内科常见的检查，内生肌酐清除率（Ccr）这个指标向大家介绍一下。有同样疑问的人，搬好小板凳就座！

内生肌酐清除率，有时我们直接称为肌酐清除率，或者 24 小时肌酐清除率，都是同一个意思。测定的方法是留取 24 小时的尿液，以及当天测定血肌酐的值。

在一些情况下，如果我们考虑这个患者的血肌酐不能正确反映他的肾功能，比如肌酐偏高但尿检、肾的超声这些检查结果都没有异常的人，或者服用了一些能掩盖肌酐值的药物的患者，那么我们重新评价肾功能最合适的方法就是查肌酐清除率。

24小时肌酐清除率

No 项 目	结果	提示	生物参考区间	单位
标本种类：血清，尿				
1 肌酐（CREA★）	79.00		44～133	μmol/L
2 24小时尿量（UV）	1500			ml/24h
3 尿肌酐（UCREA）	4.77			mmol/L
4 24小时肌酐清除率（Ccr）	62.90	↓	80～120	ml/min

如果血肌酐浓度升高而肌酐清除率正常，那么提示这个患者的肾功能很可能是正常的，可以减少不必要的焦虑。另外，使用了一些"掩盖"肌酐的药，表面上把

肌酐降下来了，但测定肌酐清除率没有变化，也可拆穿一些"嚣张的偏方"！

2.11 血肌酐降低，就是肾功能好转吗？

许多血肌酐升高的肾友，都想尽办法要降低血肌酐，但血肌酐降低就代表肾功能改善了吗？

实际情况并非如此。

● 血肌酐降低的真相

肌酐其实是代谢产生的一种废物，绝大部分都是由肾排泄掉的，因此可以用血肌酐值来判断肾功能情况。肾不好了以后，肌酐排泄不出去，血液里面肌酐值就会升高。

但是，肌酐也有一部分是通过肠道排泄，而很多药物可以增强肠道排泄肌酐的能力，使得血肌酐降低。

比如大家常用的海昆肾喜、肾衰宁等，这些药物中的一些中药成分，增加了肠道对肌酐的排泄，服用以后血肌酐可降低。

使用药用炭片，通过胃肠道吸附肌酐，增加排泄量，也可以导致血肌酐降低。

除了药物，也有其他很多方法可以导致血肌酐降低。比如通过"中药灌肠"，又叫"结肠透析"，用上以后，可以导致血肌酐降低。

还有一些干扰检验的方法，比如常用药羟苯磺酸钙，如果检验科用的是肌氨酸氧化酶法，那么，这个药就会干扰这种检测方法，导致血肌酐出现检验误差。

还有一些低级的骗术，十分简单粗暴，直接修改化验指标，血肌酐想要多少就改成多少，这种也能使血肌酐"降低"。

除了上面的方法，还可以从血肌酐源头下手。如果肾友不摄入任何肉类，同时让自己越来越瘦弱，身上的肌肉含量减少，这样一来，肌酐生成变少，血肌酐也就降低了。

用这些方法，虽然血肌酐确实低了，但肾功能并没有好转。停用这些方法后，血肌酐会被"打回原形"。

当然，也不是所有患者的血肌酐降低都是"假象"。急性肾功能损害患者，去除掉诱因，通过药物治疗或者不用药，肾自己就慢慢恢复了。这种血肌酐降低代表的是，真实的肾功能好转和恢复。恢复后即便不用这些方法，血肌酐也不会"反弹"。

● 学会看懂血肌酐的多面性

对于慢性肾功能不全、慢性肾衰竭的肾友而言，血肌酐升高，就表示肾功能已经处在这个水平了，肾功能"失去的江山不再来"，我们的目标是维持现有肾功能的稳定，把剩下的"肾宝宝"保护好，不要让血肌酐继续快速上升。

如果因为毒素累积多，导致一些不适症状，需要的时候，我们可以用上面介绍的一些办法，让肌酐这些废物在人体内的蓄积水平降低。但是患者自己心里要有杆秤，这并不代表肾功能就恢复了。

不要过分迷信——血肌酐降低就是肾病恢复的某些"神话"！神话后面的故事，是有多面性的，咱们患病以后，要慢慢学着"看明白"！

2.12 怀孕时血肌酐为什么会降低？

常常遇到一些女性肾病患者咨询，为什么怀孕后肌酐下降了呢？是不是肾功能好转或者出现了别的问题？

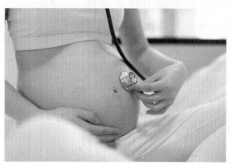

其实，怀孕后血肌酐降低是普遍现象，这是由于特殊的生理改变造成的。

那么，跟随"肾上线"一起来看看在怀孕期，肾是如何变化的吧！

怀孕期是女性生命中很特殊的一段时间，怀孕后身体各个方面，如激素水平、血流量，都会出现巨大变化。

● 怀孕期的肾

（1）肾体积的变化：肾体积会变大，增长 1 ~ 2cm，体积增加 30%。

（2）肾血流的变化：血管明显扩张，肾血流量增多，肾小球滤过率升高。

（3）肾功能的变化：肾小球滤过率增加在怀孕第 1 个月就开始出现，怀孕 4 ~ 5 个月的时候达到高峰，比基础值增加 40% ~ 50%，随后慢慢下降。

因为肾血流量明显增加，肾小球滤过率增加，所以我们会看到血肌酐值下降，比普通女性的正常值降低 35μmol/L 左右。

因此，怀孕期间女性的各项指标有所变化，怀孕女性的血肌酐正常值为 35 ~ 70μmol/L。

● 孕期做好随访

怀孕对于普通女性来说是一件有风险的事，特别是现在晚婚晚育人群较多，使得孕期出现相关疾病合并症的概率增大。

对于肾病患者更是如此，如果想要怀孕，可以咨询自己的医生可否怀孕，如果具备怀孕条件，且想要孩子，尽早提上日程，不要拖太久，高龄产妇的风险本身就比适龄女性的风险要大。

孕期除了要遵循产科相关的随访检查，肾相关的几个指标：血肌酐、尿蛋白、血压也需要每 1 ~ 2 个月复查一次。

2.13 原发性膜性肾病与抗 PLA2R 抗体

原发性膜性肾病是好发于中老年人的一种肾病类型。根据统计，我国 40 岁以上肾穿刺病例中，原发性膜性肾病排在第一位。

这个病在近 10 年里，患者增长了很多，在慢性肾炎中所占比例，从 2004 年的 12.2% 增长到 2014 年的 24.9%。

我们介绍一个与原发性膜性肾病密切相关的指标——抗 PLA2R 抗体。

众所周知，肾穿刺是肾内科确诊各种肾病类型的金指标。也就是说，想知道是哪种肾病类型，需要做肾穿刺。

膜性肾病也不例外，要诊断这个病，必须做肾穿刺。

但是，膜性肾病好发于中老年人，这个年龄段的人，通常除了肾的问题，很可能还有心血管病等其他问题，有时候不具备肾穿刺的条件。

但是如果不穿刺，有的患者虽然临床表现跟膜性肾病一样，却有可能是其他相似的肾小球病，诊断不一样，治疗方案也不一样。

一方面不能穿刺，另一方面诊断不清楚，治疗是在摸着石头过河，这让医生很为难。

● 抗 PLA2R 抗体的出现

2009 年由 Beck 教授等人发现并确认了导致成人膜性肾病发病的一个特异性抗原——M 型磷脂酶 A2 受体（M – type phospholipase A2 receptor，PLA2R）。

这个研究被称为近 10 年肾病基础研究的重大发现。发现致病性抗原以后，科学家们就根据这两个方向进行研究：①对诊断的意义；②对治疗反应和预后的意义。

● 抗 PLA2R 抗体有助于帮助诊断原发性膜性肾病

在已知原发性膜性肾病患者中，血清抗 PLA2R 抗体阳性者占 70% ~ 80%。而在健康人及非膜性肾病的肾小球疾病患者的血清抗 PLA2R 抗体检测均为阴性。

所以初步认为 PLA2R 抗体可以用来辅助诊断原发性膜性肾病（但是因为目前研究样本还不够大，还需要一定的时间来检验和证明 PLA2R 抗体，PLA2R 抗体阳性不能完全代替肾穿刺诊断原发性膜性肾病）。

● 不仅对诊断有帮助，对病情也有提示作用

随着对原发性膜性肾病患者血清抗 PLA2R 抗体的深入研究还发现：

（1）血清抗体水平与疾病病情轻重相关：抗体水平高的患者，蛋白尿排泄量大、人血白蛋白浓度低、肾功能进展快。

（2）血清抗体水平与疾病缓解相关：经药物治疗病情得到缓解的患者，其血清抗体水平显著低于未缓解者，而且血清抗体水平下降常先于尿蛋白减少，而疾病复发时血清抗体水平又会上升。此外，血清抗体水平低的患者较易出现疾病的自发缓解。

（3）血清抗体水平与疾病远期结局相关：一些数据研究显示，检测时的血清抗体水平与疾病远期结局（5年内血肌酐增高1倍）相关。

总之，血清抗PLA2R抗体既能帮助原发性膜性肾病的诊断及鉴别诊断，又能在一定程度上帮助判断疾病预后，很有意义。

2.14 生化单怎么看？

生化检查是临床最常用的一项化验。其中的项目主要包括：肝相关检查、肾功能、血糖、电解质、血脂等。

里面的项目很多，肾友熟悉最主要和常见的，就可以了。下面我们根据一张完整的生化单，对照着来向大家做介绍。

生化单

No	项目	结果	生物参考区间	单位
1	谷丙转氨酶（ALT*）	33	9～50	IU/L
2	谷草转氨酶（AST*）	23	15～40	IU/L
3	总蛋白（TP）	66.5	65～85	g/L
4	白蛋白（ALB）	42	40～55	g/L
5	碱性磷酸酶（ALP*）	72	45～125	IU/L
6	谷氨酰转肽酶（GGT*）	56	10～60	IU/L
7	总胆红素（TBIL）	5.7	1.7～20	μmol/L
8	直接胆红素（DBIL）	0.63	0～6	μmol/L
9	胆碱酯酶（PCHE）	5736	4300～13200	IU/L
10	前白蛋白（PA）	291.4	200～400	mg/L
11	总胆汁酸（TBA）	3.10	0～10	μmol/L
12	肌酐（CREA*）	219.00	44～133	μmol/L
13	估算肾小球滤过率（eGFR）	25.711		ml/(min·1.73m²)
14	尿酸（UA*）	400	150～420	μmol/L
15	尿素（UREA*）	5.2	1.8～7.1	mmol/L
16	葡萄糖（GLU*）	4.7	3.61～6.11	mmol/L
17	钙（CA*）	2.21	2.11～2.52	mmol/L
18	磷（P*）	1.18	0.85～1.51	mmol/L
19	镁（MG）	0.98	0.75～1.02	mmol/L

No	项目	结果	生物参考区间	单位
20	钾（K*）	4.8	3.5～5.3	mmol/L
21	钠（NA*）	143.00	137～147	mmol/L
22	氯（CL*）	107.0	99～110	mmol/L
23	二氧化碳（CO₂）	27.80	22～30	mmol/L
24	阴离子间隙（AG）	13.3		mmol/L
25	白球比值（A/G）	1.45	1.2～2.4	
26	甘油三酯（TG）	1.2	0.56～1.7	mmol/L
27	总胆固醇（TCHO*）	3.6	3.4～5.2	mmol/L
28	高密度脂蛋白胆固醇（HDL-C）	1.39	0.9～1.4	mmol/L
29	低密度脂蛋白胆固醇（LDL-C）	0.91	健康人群：2.1～3.1 心脑血管病危险人群：<2.6	mmol/L

● 肝相关检查

框1代表的是肝检查项目，其中临床医生最关注的是两个指标，谷丙转氨酶（ALT）和谷草转氨酶（AST）。

这两项指标异常，提示肝酶异常。例如，我们经常会跟肾友提到一些药物经过肝代谢，比如某些激素、雷公藤等，需要监测"肝功能"，说的主要就是监测这两项。

另外，在肝相关化验中，白蛋白和总蛋白也是我们肾内科经常会提及的，如果肾友尿蛋白排泄较多，或者因为肝功能异常、营养不良等原因，血液中的蛋白质就会减少，这两项值明显低于正常值时，患者就会表现为水肿。

● 肾功能

框 2 代表的是肾功能。如果就诊医院的检验科的水平比较好，那么，抽血检测肾功能是目前最准确、最便宜、又最能反映问题的方法了。

评价肾功能，主要依据肌酐（即血肌酐）的值。有的医院还会标注估算的肾小球滤过率，估算肾小球滤过率是根据肌酐、年纪、性别等通过公式计算得到的，如果您检查的医院没有标注，您可以在"掌上肾医"患者端 APP 的医学公式中自己计算。

正常的肾功能，血肌酐男性约 80μmol/L，女性约 60μmol/L，但跟患者的饮食、肌肉含量有关，对于爱吃肉、肌肉发达的人，血肌酐更高一些。

肌酐明显升高，提示肾功能减退；肌酐太低了，可能与营养不良有关。

● 葡萄糖

框 3 代表血糖，因为我们一般是空腹抽血，所以这里的葡萄糖是指空腹血糖，只能反映空腹血糖水平是否正常。

现在糖尿病患者非常多，糖尿病会引起肾病，糖尿病肾病是进行透析的头号病因。已有肾病的患者，如果再患有糖尿病，对肾可能造成严重威胁。因此，把血糖控制在目标范围对肾友而言是非常必要的。

● 电解质

一般肾功能正常或轻度异常的人，电解质也是正常的，所以大家对电解质关注得比较少。

但是对于严重肾功能不全、尿毒症的肾友，电解质往往是紊乱的，如高钾，它是非常危急的情况。因此，肾功能明显异常者需要定期监测电解质，有异常要及时处理。

● 血脂

评估血脂，框中四个项目都需要看。

血脂稍高者，可能需要通过控制饮食、积极锻炼来降低血脂。血脂显著升高者，一般医生会建议服用降脂药。

因为肾病患者是心血管病的高危人群，而控制血脂对心血管的获益是非常大的。因此，定期检查血脂，将血脂控制在正常范围对肾友是非常必要的。

2.15 血脂检查怎么看？

总说血脂高，但是如何看血脂检查结果到现在还没搞懂？

快拿出化验单，跟着我们一起来学习吧。

我们只要看懂下图框内的这四项就可以了：总胆固醇、甘油三酯、低密度脂蛋白、高密度脂蛋白。

血脂检查单

项目名称	英文名称	结果	状态	单　位	参考范围
总胆固醇	TCHO	5.6	↑	mmol/L	3.4 ~ 5.2
甘油三酯	TG	0.65		mmol/L	0.56 ~ 1.7
高密度脂蛋白胆固醇	HDL-C	1.2		mmol/L	0.9 ~ 1.4
低密度脂蛋白胆固醇	LDL-C	2.7		mmol/L	健康人群: 2.1~3.1 心脑血管病危险人群: <2.6

总胆固醇、甘油三酯、低密度脂蛋白这三项中任何一项，有向上的箭头都可以被叫作"血脂高"，但高密度脂蛋白除外，高密度脂蛋白是我们说的"好蛋白"，升高有益（可以这样记，低密度低得好，高密度高得好）。

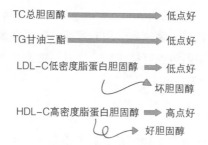

我们的血管内部有一层光滑的膜，这样血液可以畅通无阻地流淌，当我们的血脂水平太高，堆积在一起（如下图所示），堵在我们的血管内部，引起血管狭窄，各种麻烦就开始找上门了。

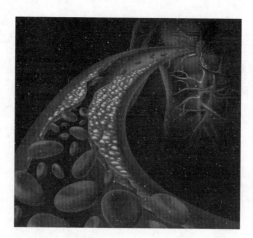

因此，一旦检查发现血脂高，医生就会建议你控制饮食，通过积极锻炼来降低血脂。如果本身不爱运动，或者血脂一直高，还合并冠心病等心血管危险因素，医生很可能就要用药物降脂了。在预防心血管并发症的治疗中，降脂药应用地非常广泛。

但临床上服用降脂药出现横纹肌溶解，表现为肌肉痛，肌酶升高，肝功能受损、血肌酐升高等还是不少见的。因此，平时养护就非常重要了，任何问题都是严重时再干预不但代价大效果也不一定好。

2.16 血常规怎么看？

大家都知道血常规有很多项目，上上下下的箭头经常看得人头晕。

其实作为普通群众，我们只要抓住三个主要指标就可以了。

血常规

序号	代码	项目名称	结果	单位	参考值	序号	代码	项目名称	结果	单位	参考值
1	WBC	白细胞	7.33	10^9/L	4～10	16	MONON	单核细胞	0.67	10^9/L	0～0.8
2	RBC	红细胞	4.76	10^{12}/L	3.5～5.5	17	EON	嗜酸性粒细胞	0.11	10^9/L	0.05～0.5
3	HGB	血红蛋白	151	g/L	110～160	18	BASON	嗜碱性粒细胞	0.01	10^9/L	0～0.1
4	HCT	红细胞压积	44.1	%	36～50	19	RDW-CV	红细胞分布宽度-CV	11.9	10^9/L	10.9～15.4
5	MCV	红细胞平均体积	92.6	fL	82～100	20	RDW--SD	红细胞分布宽度-SD	39.3	%	37～54
6	MCH	平均血红蛋白量	31.7	pg	26～32	21	PDW	血小板分布宽度	10.1	fL	9～17
7	MCHC	平均血红蛋白浓度	342	g/L	320～360	22	MPV	平均血小板体积	9.1	fL	9～13
8	PLT	血小板	215	10^9/L	100～300	23	PCT	血小板压积	0.20	%	0.17～0.35
9	LYMPHP	淋巴细胞比率	32.10	%	20～40	24	P-LCR	大型血小板比率	19.1	%	13～43
10	NEUTP	中性粒细胞比率	57.20	%	50～70						
11	MONOP	单核细胞比率	9.10	% ↑	3～8						
12	EOP	嗜酸性粒细胞比率	1.50	%	0.5～5						
13	BASOP	嗜碱性粒细胞比率	0.10	%	0～1						
14	LYMPHN	淋巴细胞数	2.35	10^9/L	0.8～4						
15	NEUT	中性粒细胞数	4.19									

● **白细胞**

白细胞是我们身体的防卫兵，经常在前线跟各种细菌、病毒等"敌人"作战。因此，当"敌人"入侵时，我们的白细胞会"亮红灯"，这是机体的一种保护机制。

也就是说白细胞有问题（升高或者降低），表示有感染。

在有感染症状时，医生对白细胞进行初步分析，判断是不是需要抗菌的药物，帮助身体共同消灭这些外来入侵者。

还有一部分白细胞严重异常的情况，不是由病毒、细菌引起的，而是跟血液系统疾病相关，这类比较少见，通常还伴有其他严重表现。

另外，使用环磷酰胺等免疫抑制剂时，需要定期监测此项指标。

● 血红蛋白

血红蛋白就是我们常说的血色素。

这一项可以判断我们是否贫血。

一般男性的血红蛋白含量在 120g/L 以上，女性为 110g/L，孕妇为 100g/L。

低于下限但高于 90g/L，表示轻度贫血；90 ~ 60g/L 是中度贫血；60g/L 以下是重度贫血。

慢性肾衰竭患者通常会伴有肾性贫血，需要促红细胞生成素的治疗，应用这个药品的患者，血红蛋白水平应该保持在 100 ~ 120g/L，美国食品及药品管理局（FDA）于 2007 年发布风险警告，如果血红蛋白高于这个水平死亡风险会增加。

● 血小板

血小板是我们机体凝血作用的一个重要组成部分。对血小板最直观的反应就是，当我们身上被划一个口子，血一般马上就会被止住，这就有血小板的功劳。

血小板正常是 100 ~ 300（单位是 $\times 10^9$/L）。

由于免疫病、血液病和使用一些药物如阿司匹林等，都可能导致血小板减少，通过这个检查就能检测出来，早发现可以避免出血导致的问题。

另外在一些免疫病和血液病会出现血小板升高，因此血小板升高也需要警惕。

血常规项目很多，不同情况下医生还会借助血常规中其他指标进行分析。

但作为普通人，会看这三项，基本就足够了，因为一般这三项没问题，就不会有大的问题。

如果血常规这三项有问题，通常会需要做其他检查进一步分析。例如，血红蛋白低表示有贫血，为了分析为什么会出现贫血，医生会要求患者进一步查血清铁、铁蛋白、维生素 B12 等项目；当白细胞有问题时，医生可能会再查 C 反应蛋白、红细胞沉降率等评估感染程度。

3　肾穿刺检查

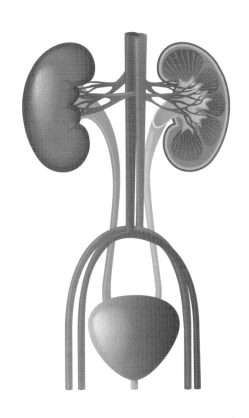

3.1 肾病非得做肾穿刺吗?

肾穿刺是肾内科非常常用的一个检查手段,临床上医生虽然也可以做一些别的化验检查来判断病情,但是判断肾的病理,肾穿刺活检是"金标准"。通过它,我们可以清楚看到患者的肾到底发生了什么病变,从而更好地指导用药和预判疾病的后续发展情况。

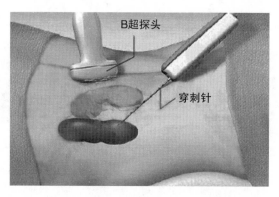

肾穿刺

那么我们先来看一些常见的临床实例,帮助大家更好地理解哪些情况,需要肾穿刺检查。

● 一位单纯血尿患者

"医生,单位体检时我发现自己尿里有潜血和红细胞,没有尿蛋白,肾功能也是好的,有时候红细胞多,有时候少,我也没别的不舒服,为此,我很焦虑,我该不该肾穿刺呢?"

临床上这样的情况很常见,患者没有尿蛋白、高血压,肾功能也正常,只有潜血红细胞而无其他异常,这样的就叫单纯血尿患者。通常情况下这类患者不需要肾穿刺,只需要每隔 6 ~ 12 个月复查一下尿蛋白、血压、肾功能情况。

以上说的是大多数情况,那么在什么情况下建议肾穿刺呢?比如直系亲属中有肾病、肾衰竭相关病史,可能会建议患者进行肾穿刺来判断是不是遗传性肾病。遗传性肾病如 Alport 综合征,在早期可以只表现为单纯血尿。

● 一位血尿伴蛋白尿患者

"医生,我感冒后出现了肉眼血尿,后来去检查,发现有血尿满视野,还有蛋白尿,蛋白'+++',定量 2g/d,后来吃了半年时间药,贝那普利和一些中药,现在蛋白'++',定量下降了一些,变成 1 ~ 1.5g/d,肾功能是好的,其他化验也没异常,我是继续治疗还是肾穿刺以后再治疗?我有些纠结。"

这位患者从临床表现上看，IgA 肾病可能性大，定量在 1g/d 以上，原则上采用肾穿刺后再进行治疗，但如果患者实在不愿意肾穿刺，可以先按经验治疗 3～6 个月，并持续观察尿蛋白、血压和血肌酐变化。治疗有效，发现尿蛋白下降了，可以暂时不做肾穿刺；如果尿蛋白依然在 1g/d 以上，还是建议做肾穿刺；在治疗过程中血肌酐、血压有升高趋势，那就更不需要犹豫是否做肾穿刺了。

因此，对于这位患者，建议做肾穿刺，判断下一步治疗的方向。

● 一位高血压多年的患者

"我的血压高了 20 多年，一直也没好好吃药，我怕"是药三分毒"，所以量了血压高就吃药，血压不高就不吃药，一直没好好控制。最近夜尿多去检查，发现有蛋白尿，微量白蛋白高了一点，24 小时尿蛋白定量为 0.5g/d，肌酐也稍微有点高了，医生说我是高血压引起的肾病，我应不应该做肾穿刺呢？"

肾是高血压损害的靶器官之一，高血压患者常常由于早期没有任何症状而不注重血压的监测与控制，随着高血压病程的延长，肾损害随之加重，出现白蛋白尿、肌酐升高等情况。有研究数据指出，在老年慢性肾功能不全患者中，高血压肾病是第一病因。

针对这位患者，目前可以采用保守治疗为主，稳定控制血压，监测尿蛋白情况，延缓肾功能进展，可以不做肾穿刺。

● 一位大量蛋白尿患者

"我因为突然全身水肿去检查，蛋白尿很多很多，看医生在我病历上写得是什么肾病综合征，我也不懂这个，不知道该怎么办？我这种情况要穿刺吗？"

24 小时尿蛋白 > 3.5g/d，血白蛋白 < 30g/L，临床上只要满足这两个条件就可以诊断为肾病综合征，肾病综合征患者常常会伴有水肿和高脂血症。

对于儿童肾病综合征可以不做肾穿刺，直接使用激素治疗，因为这类肾病综合征的病理类型 90% 以上都是微小病变，医生根据经验进行治疗可使大部分患儿缓解，治疗效果不佳者再考虑肾穿刺。

但对于成人肾病综合征，病理类型复杂，虽然根据临床表现都诊断为肾病综合征，但治疗手段是不一样的。比如经肾穿刺确定是膜性肾病，那么膜性肾病的规范治疗需要根据危险分层采取不同治疗策略，并不是直接使用激素，即使病情需要用激素，激素也不能单独使用，效果会不佳。因此对于成人肾病综合征，一般是建议肾穿刺，先判断病理类型再决定治疗方向。

● 一位肾萎缩患者

"治疗效果不好，想做肾穿刺，但医生看了我的 B 超报告后说肾皮质太薄了，只有 0.7cm 了，不能穿，真的没机会了吗？"

正常成年人的肾实质厚度是 1.5cm 左右，这位患者皮质厚 0.7cm，说明肾已经明显萎缩了，实质变薄，穿刺中可能出现穿透、出血不止等风险，因此肾萎缩是肾穿刺的禁忌证，此时的治疗目标就是尽量延缓进入透析的时间。

上述这些情况，是结合了临床比较常见的案例为大家分析，我们现在一起来对各种情况是否需要肾穿刺，总结一下：

肾穿刺适应证
（1）急性肾损伤：肾功能快速恶化，除了中毒等一些诱因很明确的情况，其余应尽早做肾穿刺。
（2）慢性肾炎：血尿蛋白尿，国内通常的原则是 24 小时蛋白尿 > 0.5g/d 建议进行肾穿刺，国外一些国家控制在 1g/d 以上建议进行肾穿刺。
（3）肾病综合征：儿童治疗效果不佳，以及成人肾病综合征。
（4）怀疑遗传性肾病的患者。

肾穿刺禁忌证
（1）明显出血倾向。
（2）重度高血压。
（3）孤立肾。
（4）明显萎缩肾。
（5）精神问题或者不能配合者。

3.2 肾病综合征，哪些患者不需要肾穿刺？

"医生啊，我能不能不穿刺，我感觉这个穿刺太可怕，危害太大！"

"医生啊，我能不能不穿刺，我感觉我应该不需要做！"

"医生啊，我能不能不穿刺，我感觉我穿了也就那么回事！"

在做一个重大决策之前，如果把决定权交给感觉，那就对自己身体太轻率和不负责了。需不需要做肾穿刺应该是由病情决定的，而不是感觉和道听途说。

肾病综合征是一组临床表现，并不是独立的病名，只要是符合大量蛋白尿（24 小时尿蛋白定量 > 3.5g/d），低蛋白血症（人血白蛋白 < 30g/L）这两个条件，就可以称为肾病综合征。

我们都知道蛋白尿是肾功能进展最重要的危险因素之一。对于肾病综合征患者，这么大量的蛋白尿，病情一般更为复杂，为了得到更好的治疗效果，医生通常会建议肾穿刺后再进行相应的治疗。

对于原发性肾病综合征，成人和年龄较大的未成年人需要做肾穿刺的主要病理类型是：微小病变、局灶节段性肾小球硬化（FSGS）、膜性肾病，医生会根据不同的病理类型，采取不同的治疗方案。

但是，也有一部分肾病综合征患者可以不做肾穿刺，这些肾病综合征有哪些呢？

● 单纯糖尿病肾病患者

这类患者通常有糖尿病病史多年，损伤肾组织，从一开始的微量白蛋白尿，发展为显著蛋白尿，可以按照糖尿病肾病进行相应处理。

● 儿童肾病综合征

通常 6 岁以下的儿童肾病综合征 90% 以上为微小病变，可以直接按照微小病变进行治疗。

对于 6 ~ 18 岁的肾病综合征患者，部分专家认为可以先按照微小病变治疗，根据治疗效果再决定是否肾穿刺，目前没有统一意见。

● 考虑与非甾体类抗炎药、青霉胺、重金属中毒有关的肾病综合征

这些因素引起的肾病综合征，常在停药后慢慢恢复，因此可以不穿刺，有些恢复时间可延长至几年（如果考虑这些情况引起中重度急性肾损伤则可能需要肾穿刺）。

● 已经确诊恶性肿瘤

实体肿瘤可引起膜性肾病，血液系统肿瘤如白血病淋巴瘤可引起微小病变，如果考虑恶性肿瘤引起的肾病综合征，可以不穿刺，通常在肿瘤治疗后肾病可缓解。

● 蛋白尿缓慢进展的肥胖患者

肥胖患者尿中的蛋白质的量缓慢增加至肾病综合征水平（通常不表现为典型肾病综合征，低蛋白血症很少），病理类型通常为继发性局灶节段性肾小球硬化（FSGS），通过减肥即可有效减少尿蛋白，这类患者可以不穿刺。但如果是肥胖患者突然出现肾病综合征，则通常需要肾穿刺。

3.3 肾穿刺前后，对肾病患者有什么要交代的？

如果准备要肾穿刺，对大家最大的交代就是：放轻松，放轻松，放轻松！

很多人打针都不敢看针，更何况是肾穿刺———一根那么长的针，要戳进自己的肾，再取点肉，想想都肾疼！而且肯定会疑问会不会伤到肾功能？

"肾上线"医生团要告诉大家的就是：肾穿刺已经是一项成熟的技术了，不用过分担心。

肾穿刺之前会使用局部麻药，不是全麻，只是麻醉腰部，过程中会有轻微胀

疼，但是整个过程一般只需十几分钟到半小时，而且医生只会取非常小的一部分肾组织，就好比一棵大树上摘几片叶子，并不会影响肾功能。

● 肾穿刺前，除了放下思想包袱，还应该做什么呢?

（1）配合医生做好术前检查：术前检查主要包括血常规、凝血功能、血型、肾功能、肾 B 超等。

（2）在床上练习憋气、大小便训练。

（3）特殊情况的准备：

a. 如果有服抗凝药物和血小板抑制药物的习惯，如阿司匹林、氯吡格雷、华法林、双嘧哒莫，需要在穿刺前停用 3 ~ 7 天。

b. 严重贫血患者需输血，使血红蛋白达到至少 80g/L 以上。

c. 血小板减少者，先纠正，必要时可于术前 24 小时输血小板或者新鲜全血。

d. 毒素水平高者，先进行术前透析降低毒素水平，这是为了减轻对凝血的不利影响因素。已进行透析的患者，在术前 24 小时停止透析。

● 肾穿刺过程中有什么要注意的?

穿刺过程最重要的还是那句话，放轻松!

当医生说要憋气的时候患者就要憋气，医生说要呼气的时候患者就要呼气、医生说要侧身的时候患者就要侧身，其余的交给医生就好，信任自己的医生，不要害怕!

● 肾穿刺后要注意什么?

因为穿刺完，为了让伤口少出血，需要躺在床上大概 6 小时不能动，这个过程算是穿刺前后最难受的，腰部胀痛就算了，还不能动! 侧身都不让! 只让稍微动动腿。这时候能深刻体会到能活动、能走来走去是件多么幸福的事情。

但是，没关系，看看电影，和陪伴你的人说说话，这几个小时掰掰手指头就过去了。另外，不要忘了，只要不是限制喝水（如有水肿、少尿的）的患者，一定要多喝水! 这是因为，术后发生血尿的概率是百分之百，多喝水能帮你稀释尿液，血尿一般 1 ~ 2 天自行恢复。

过了 6 小时，可以进行轻微侧身等活动，但是这时候仍然不能大幅度活动，像使劲伸个懒腰等动作还是被禁止的。在一些医院 6 个小时以后可以下床，但更多的医院是让患者 24 小时后再下床。

要在床上 24 小时，术前排大小便的练习就可以派上用场了，有些人实在躺着尿不出来需要插导尿管。插导尿管会引起不适，而且容易引起尿路感染，所以建议患者尽量自己排尿。

如果医生评估后没有发现严重的出血情况（一般不会有），24 小时后咱们又是一条好汉了！

肾穿刺病理报告一般要 3 天左右的时间，有些医院自己没有病理科会送到外院出报告，这样会稍微久一点，1 周左右。

前后从入院检查到确定治疗方案出院，快的 3 天左右，慢的 1 周左右，除了穿刺那一天需要人陪同，其余自己就可以搞定。

出院后，2 周内不能奔跑、跳，不要提重的东西，可以慢走、散步，性生活时动作幅度也不能过大。

一般情况下，肾穿刺一个月后基本就不会有伤口不舒服的症状了，可以根据自身恢复情况循序渐进地加大运动量。

4　肾病的饮食调理

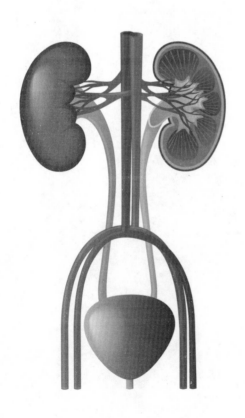

4.1 该如何理解优质低蛋白饮食?

饮食方面,优质低蛋白饮食是肾内科医生最喜欢说的一句话。高蛋白饮食会产生更多的废物,从而增加肾负担,但人体又需要蛋白质,否则缺乏营养,容易并发其他疾病。

所以,我们要建立一个平衡,既可以满足我们的需要,避免营养不良;又不让废物产生过多,能延缓肾功能下降速度。

优质低蛋白饮食,这看似简简单单的几个字,又恰恰是我们肾友理解出现偏差最大的一块。

这个话题比较宽泛,我们一步一步来讲解。

● 什么是优质蛋白质?

肾友可以简单理解为:身体好利用、产生废物少的蛋白质,肾友应该更多摄入的蛋白质!

● 哪些是优质蛋白质?

优质蛋白

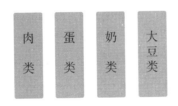

我们肾友摄入的优质蛋白质,主要来源于以上四类。

肉、蛋、奶这三个好理解。

但大豆类,怎么归为优质蛋白质?不是说得了肾病,不能吃豆制品吗?这个不好理解,需要特别解释一下。

大豆类包括黄豆、黑豆、青豆三种,但是绿豆、红豆、芸豆则不是。大豆含有我们人体必需的 9 种氨基酸,其实和肉、蛋、奶一样,也属于优质蛋白质类的食物。

很多研究提示大豆蛋白能够降低肾小球高滤过作用,起到保护肾功能的作用,在改善血脂方面也优于动物蛋白。

下面就是研究之一。

Clin Nephrol 2005 Jul; 64(1): 1-11

Effect of soy protein-rich diet on renal function in young adults with insulin-dependent diabetes mellitus.

所以可以明确告诉大家,肾病患者可以吃大豆制品,如豆腐(黄豆制成)。但这又不要理解为无节制地吃，我们应该控制一定的摄入量。

● 哪些人需要优质低蛋白饮食，限制蛋白质摄入量？

根据最新的 KDIGO 指南，要求肾小球滤过率 < 60ml/（min·1.73m²），也就是慢性肾病 3 期及以下，肾功能不全、肾衰竭的未透析患者，需要限制蛋白质的摄入量，这部分患者对优质低蛋白饮食的要求是 0.6 ~ 0.8g/（kg·d）（比如 60kg 体重的患者，每天摄入的总蛋白质量为 36 ~ 48g），优质蛋白质占其中的 60% 以上。对肾病患者而言，这样的限制，是比较安全的，一般不建议低于 0.6 g/（kg·d），否则可能增加营养不良的风险。

而对于肾小球滤过率 > 60ml/（min·1.73m²）的患者，也就是说肾功能正常或接近正常的患者，对蛋白质的摄入并没有做过多限制，推荐蛋白质摄入量和健康普通人一样，摄入蛋白质的总量可达到 0.8 ~ 1g/（kg·d）。原则是不采用高蛋白饮食就好，高蛋白饮食是指高于 1.3g/（kg·d）。

对于透析患者，本身因为食欲差等因素存在，营养不良的发生率很高，近年来我们已经发现营养不良会增加死亡率，因此，对于透析患者不能过于限制蛋白质，而应该保证摄入充足的蛋白质。

后记：

这些措施之所以成为指南，是由许多血泪教训换来的。因为不适当的忌口导致营养不良，从而增加感染的风险，增加住院的时间和频率，死亡风险也增高，这是我们必须要注意的。当你发现自己明显乏力，经检验发现血色素（血红蛋白）减低，人血白蛋白减低，前白蛋白减低，肌肉含量少，应该注意是不是发生营养不良了。

4.2 得了肾病，需避免高蛋白饮食，具体指的是什么？

"我的主治医生告诉我，不能高蛋白饮食，这具体什么意思呢？我记得'肾上线'也写过，说肾病需避免高蛋白饮食。"一位肾友如是问我。

要详细了解的话，需要付出一点耐心来学习，大家跟着我一起来计算吧！

肾病患者的饮食中，有重要的一项内容是：控制食物中蛋白质的量，特别是针对已经存在肾功能不全的患者。

目前的研究，比较明确的是，采用高蛋白饮食对肾病进展是不利的，特别是动物蛋白质摄入过多。也就是说，吃太多蛋白质丰富的食物，不好。

那大家肯定就会问了，多少算多呢？

根据 2012 年全球最权威的肾病指南 KDIGO 指南：蛋白质摄入 > 1.3g/（kg·d），属于高蛋白饮食。

接下来，大家跟我一起做一道计算题。1.3g/（kg·d）是个什么概念？

用我自己来做一个比方，我的身高是 160cm，我的标准体重是 55kg（标准体重

等于身高 −105，营养学中用的是标准体重，而不是实际体重），那么如果我一天吃：55 × 1.3=71.5g 蛋白质，摄入食物中的蛋白质总量超过 71.5g 就算多了。

下面我们来看一个食物蛋白含量表。

食物	蛋白含量
1两普通主食	4g
1斤蔬菜	5g
1个中等大小水果	1g
1个鸡蛋	7g
250ml奶	8g
2两北豆腐	9g
1两肉	9g
油脂	0g

如果你掌握了具体的计算方法，以后就不需要再问别人如果一天吃 1 斤肉，蛋白质摄入量是不是超标了。1 斤肉含 90g 蛋白质，那对我来说，一天吃 1 斤肉，蛋白质就已经超标了。

4.3 适合肾病患者的优质蛋白质长什么样?

肾病营养学中，经常会提到，优质蛋白质是"好蛋白"，是人体更容易吸收，产生废物更少的蛋白质，包括以下四种：肉、蛋、奶、大豆。

● 肉：红肉和白肉

红肉主要指的是猪、牛、羊、驴这类四条腿动物的肉。

白肉指的是鸡、鸭、鹅和鱼肉这一类。

在营养价值上，白肉比红肉更好。

在量上面，肾友可以每天食用 1 ~ 2 两肉。如果不知道 2 两肉是多少，可以买

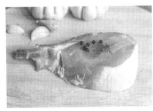

猪肉

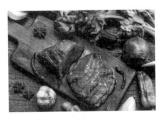

牛肉

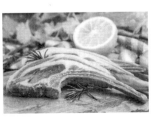

羊肉

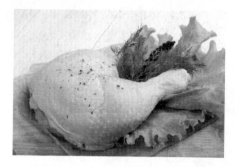

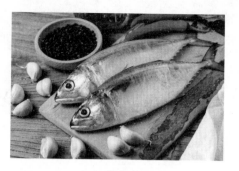

鸡肉 　　　　　　　　　　　　　　　鱼肉

个小秤，下图是作者买的 2 两猪肉。

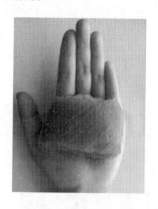

● 蛋

鸡、鸭、鹅蛋均可，烹饪方式随意：荷包、快炒、水煮。肾友一天可食用 1 个蛋，蛋黄蛋白都可以吃，不需要扔掉蛋黄。

但有一种蛋不建议食用：咸鸭蛋（盐分含量太高，肾友需要注意限盐）

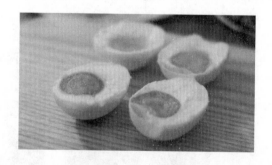

● 奶

奶制品是很好的改善营养的帮手，不管是牛奶、羊奶还是骆驼奶，都可以，平时我们大家大多喝的是牛奶制品，肾友一天的牛奶量，可以在 250ml 左右。

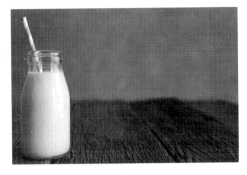

奶

● 大豆

前面已经说过了，大豆蛋白是一种优质蛋白，并且还是素食主义者非常好的蛋白质营养来源，可以替代肉食补充营养。

包括：黄豆、青豆、黑豆这三种。

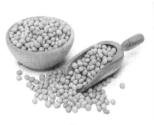
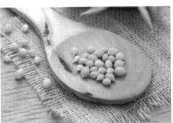
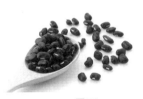

| 黄豆 | 青豆 | 黑豆 |

而绿豆、红豆、芸豆等其他豆类则都不属于大豆蛋白。

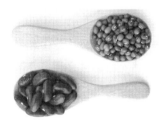

绿豆与红豆

我们最常见的大豆制品是豆腐、豆浆、豆腐干、豆腐丝、豆腐脑等，肾友每天都可食用 2 两豆腐，如果不吃肉，那么豆腐可以适当摄入更多一点（1 两肉可以和 2 两豆腐进行替换）。

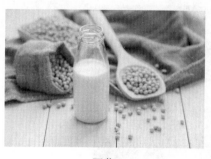
豆浆

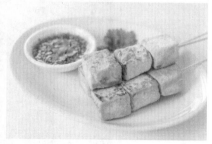
豆制品

希望小伙伴们记住：保护肾不在于多吃某一种食物！健康的饮食习惯是：营养均衡，各种健康食物均有所摄入，但又懂得有所限制。

4.4 还在固守肾病患者不能吃豆制品吗？

优质低蛋白饮食可以延缓慢性肾病的进程，目前已经得到公认并广泛应用于临床。也就是说，在控制一定量的蛋白摄入基础上，尽量选择优质蛋白质的食物来源。但在优质蛋白质的食物选择上仍然存在一些偏见。

传统观点认为动物蛋白，也就是肉类中的蛋白质，含较多必需氨基酸，是优质蛋白质，对肾功能有益，但大豆及大豆类制品含较多非必需氨基酸，且钾、磷含量较高，加重肾损害，不宜摄入。

而近年来，越来越多的研究认识到，大豆蛋白比动物蛋白更具优越性，不仅富含优质的必需氨基酸，且大豆中含有的其他成分（如大豆异黄酮）对肾具有保护作用。

为了让大家更好地认识大豆蛋白，拓宽自己的饮食种类，"肾上线"将列举几项研究成果供大家参考：

● 大豆蛋白是优质蛋白质吗？

《营养与食品卫生学》一书中明确指出：大豆蛋白的氨基酸模式接近人体氨基酸模式，具有较高的营养价值，富含9种人体必需氨基酸，属于优质蛋白质。

并且大豆蛋白中赖氨酸含量高，可以弥补谷类食物中赖氨酸含量低的不足，提高谷类的营养价值。

● 除了蛋白质，大豆的其他成分如何？

大豆除了含有优质蛋白质，其80%以上的脂肪成分为不饱和脂肪酸。不饱和脂肪酸是"好脂肪"，有助于降低成年人胆固醇和血脂，预防心血管疾病。

大豆异黄酮具有类雌激素的作用，在保护肾的方面作用显著。在肾损害的动物实验中，大豆异黄酮可以抑制肾的炎症反应及纤维化，在多囊肾动物中显示可减缓囊肿体积的增大。

至于磷和钾的问题，《豆制品安全生产与品质控制》指出，大豆中的磷与其中的植酸结合，人体不易吸收。钾离子由于其水溶性的特点，可通过大豆加工，制成豆制品，从而降低其中的含量。

● 对肾功能影响的研究

有如下报道：

Clin Nephrol 2005 Jul; 64(1): 1-11

Effect of soy protein-rich diet on renal function in young adults with insulin-dependent diabetes mellitus.

国外有相关研究证实大豆蛋白对糖尿病患者肾功能的影响，提示大豆蛋白饮食能够改善肾小球高流量、高滤过、高压力的状态，从而减慢肾小球硬化的进程。

Nephron 1988.79(2):173-80.

Comparison of a vegetable-based (soya) and an animal-based low protein diet in predalysis chronic recal failure patients.

还有专家研究了不同种类蛋白质食品对 15 例慢性肾衰竭患者肾功能的影响，分为低动物蛋白组和低大豆蛋白组，1 年后两组肾功能的水平相近，但都比实验前下降速度减慢。大豆蛋白为主要饮食的患者，其体内的尿素氮、蛋白分解率（PCR）、尿磷低于动物蛋白组，提示低大豆蛋白饮食治疗慢性肾衰竭患者是安全的。

中文文献也有相关的报道，例如下面这篇文章：

临床医学. 2004, 24（6）: 14-15

以大豆蛋白为主的低蛋白饮食对糖尿病肾病患者肾功能的影响

● 大豆蛋白并不是十恶不赦，大家不要冤枉它

大豆指的是黄豆、青豆、黑豆这三种豆，其他的红豆、绿豆、芸豆这些都不是大豆，不在本文讨论范围。

从上面的总结，我们也能看出，大豆并不是传统观点认为的十恶不赦，对肾病患者来说不但不是坏家伙，还显示了它的一些营养优势。

我们常吃的豆腐是黄豆做的，是大豆制品，也就是说大家吃豆腐的时候，完全没必要心存恐慌与悔恨，可以放心吃，只是控制好摄入量即可。

4.5 低盐饮食对肾病患者的重要性

饮食治疗在慢性病，特别是对肾病患者而言，特别重要。

低盐饮食是肾病饮食里最基本的一项，但并不容易做到。

● 低盐饮食的要求

2016 年中国膳食指南指出，健康人饮食要求每天摄入盐 < 6g。建议肾病患者一天不要超过 6g 盐（一啤酒瓶盖的盐约 6g）。

● 低盐饮食的注意事项

请注意，这里说的盐（氯化钠）6g，不是钠 6g。1g 盐约相当于 400mg 钠，6g 盐差不多 2400mg 钠。

而且这里说的盐不只是煮菜放的食盐，还包括放的配料如鸡精酱油中的盐，以及零食中的盐分总和。

比如我吃一个蛋糕，蛋糕是甜的，大家认为没有盐分吧！

其实不是的，我们得看看成分表。下图中的成分表显示，100g 蛋糕所示钠含量 151mg。

营养成分表

项目	每100克	
能量	21553KJ	26%
蛋白质	5.0g	8%
脂肪	42.3g	71%
一反式脂肪酸	0g	
碳水化合物	29.6g	10%
钠	151mg	8%

食品名称：奶油裱花蛋糕（冷加工）

再比如晚上吃面条，我一点盐都不放，是不是没有盐摄入了？也不是的！

还是得看包装上面的食物成分表，这包面条的钠含量为 450mg/100g。

营 养 成 分 表

项目	每100克	营养素参考值%
能量	1502千焦	18%
蛋白质	11.8克	20%
脂肪	2.0克	3%
碳水化合物	72.2克	24%
钠	450毫克	23%

这些都是日常的"隐形盐"。记住一条：所有的盐都得加上！

● 有什么客观办法知道我的盐控制得好不好呢?

钠是多吃多排，少吃少排。因此，临床医生为了判断患者对盐控制的效果如何，会查 24 小时尿钠排泄量，如果 24 小时尿钠排泄在 100mmol 以下，那么表示盐控制得不错。

有的人感觉自己控制得挺好，但24小时尿钠量达200mmol以上，这当然是"偷吃"了，钠排泄是多吃多排，造不了假的。

● 低盐饮食的好处！

我们来看看发表在肾内科顶级杂志JASN上的一篇研究

Effects of Dietary Sodium and Hydrochlorothiazide on the Antiproteinuric Efficacy of Losartan

J Am Soc Nephrol 19: 999 –1007, 2008. doi: 10.1681/ASN.2007060693

这是一项随机双盲对照实验。研究人员分别比较了不同治疗方法下，高盐饮食和低盐饮食对蛋白尿和血压的影响。结果发现仅通过低盐就能单独让蛋白尿下降，下降幅度高达22%，同时也观察到，低盐饮食的情况下血压也控制得更好。更重要的是，在使用RAS阻断剂（即咱们常说的普利类药物和沙坦类药物）治疗时，高盐可导致药物抵抗，而配合低盐，药效才会更好。

蛋白尿控制不佳，血压控制不好是损害肾最重要的两大因素，因此，为了更好控制蛋白尿和血压，我们应该减少饮食中的盐。

4.6 低盐饮食小窍门

在古代，盐是奢侈品，卖盐的都是土豪。咱们普通老百姓吃不起太多盐，饮食清清淡淡，想得高血压这些"富贵病"都不太容易。

但随着生活水平提高，盐成了最平常的东西。有句话叫"盐出百味"，为了口感，我们在饮食里，放肆地加盐，于是口味越来越重，血压也越来越高，肾也越来越累，"富贵病"也越来越平常。

吃盐越多的地区，高血压发病率也越高，发生心血管危险事件越多，个人、家庭、社会的负担也越重，高盐饮食所引起的危害也得到了各个国家卫生组织的重视。

2016年，我国居民健康饮食明确规定，健康人饮食的盐要少于6g/d，这基本就是一啤酒瓶盖的盐。肾病患者也要求每天盐不要超过6g。1g盐约等于400mg钠，也就是一天钠摄入量要低于2400mg。

可是吃惯了高盐，想少点盐还真是难，限盐有窍门，一起来看看。

● 不吃盐腌制的食品

腌制的食物，盐分的含量非常高，尽量少吃或者不吃。

● 选用新鲜的食材、配料

多吃新鲜的食物，这样味道鲜美，即便盐少，也不会觉得难吃，另外，选择葱、姜、蒜等新鲜配料进行调味。

菜准备出锅时，再放盐。

● 一些菜中自带盐，炒这些菜可以少放或者不放盐

很多菜中本身就含有钠，比如我们常常吃的芹菜，即使不放盐，吃起来也是咸的。具体不同食物含有多少钠，我们"掌上肾医"APP上的饮食计算器，可以让您快速知道食物成分。

● 调味品也含有盐

1g 盐 =5g 味精 =5ml 酱油 =10g 鸡精 =1 小块酱豆腐 =7g 干酱

酱油、鸡精、味精这些都含有盐，尽量选择新鲜配料调味，少放酱油、鸡精这些调味品。如果放了酱油、鸡精，那么相应的，盐就要少放一些。

4.7 低钠盐适合肾病患者吗？

● 不管哪种盐，低盐才是王道！

我们反复和肾友们强调：要保持低盐的饮食习惯，这不管是对控制血压，还是蛋白尿，都具有"药物"一样的疗效。

因此，不管是使用普通盐，还是低钠盐，盐的量是最关键的。

肾友一天普通盐的推荐量是不要超过 6g。

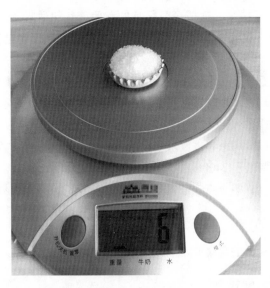

如果拿捏不好，可以去超市买限盐勺。限盐对健康人的血管健康也是有益的，

国家正在推行减盐行动，普通人的推荐量为一天 6g 盐。因此，饮食清淡是有益全家人健康的习惯，并不是只有肾友才需要限盐。

● 低钠盐一般适合肾功能正常的肾友，不适合血肌酐升高的肾友

可能细心的朋友买低钠盐会看到一些提醒，说肾功能障碍的患者要谨慎使用低钠盐。

再加上朋友圈曾盛传"低钠盐是送命盐"，使很多人谈到低钠盐就害怕，甚至吃了几天低钠盐赶紧扔掉，生怕对自己的肾产生了什么害处。

其实低钠盐并没有那么恐怖。

低钠盐就是医生常称的"代盐"。什么是代盐呢？就是用一部分别的成分替代了钠的咸味，从而达到降低钠却又保证咸味的一种盐。低钠盐用的是钾代替钠，其中大约是 30% 的氯化钾、70% 的氯化钠。

比如，普通盐一天推荐量不超过 6g，其实就是限制钠低于 2400mg。假如是用低钠盐 6g，那么钠摄入是 2400mg*70%=1680mg。

同样的摄入量，却减少了钠的摄入，本来是好事。但另外的 720mg 是由钾代替，如果肾功能正常，这个量的钾是可以排出去的，并不会产生危害。但是有的患者因肾功能不全，肾小球滤过率降低，排钾的能力减弱，钾排不出去，那么血液里面的钾蓄积起来升高，就会损害到心脏、神经系统的正常功能。

因此，对于肾功能正常且没有排钾障碍的肾友，可以使用低钠盐。而对于肾功能不全或者透析的肾友，不能使用低钠盐，以免造成高血钾。

此外，对于正在使用保钾药物的患者，比如利尿剂如螺内酯（安体舒通）、氨苯蝶啶和阿米洛利，还包括大剂量的普利和沙坦等，这些肾病常用药本身就有可能造成血钾蓄积，所以不建议继续使用低钠盐。

如果你并不清楚自己所使用的药物有没有保钾的作用，那么使用普通的盐就可以了，记得控制好量才是关键！

4.8 得了肾病，哪些食物不能吃？

"医生啊，我到底不能吃什么？肾病实在太苦恼了，我听说好多都不能吃！豆腐不能吃，肉不能吃，海鲜不能吃，坚果不能吃，辣椒不能吃，香菇不能吃，橘子香蕉不能吃，还能列举更多各种离谱的规矩！难道真要每天清水煮白菜吗？"

肾内科医生常常对肾友的这个问题感到纠结。

其实，这些说得都不对。对于肾病患者而言，到底哪些食物不能吃？还是听听"肾上线"医生团如何说吧！

● 杨桃

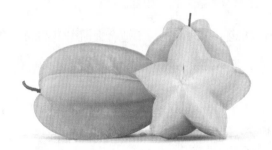

在盛产杨桃的地方，有多个病例报道，杨桃可导致正常人出现血尿，在动物实验中，杨桃可以破坏肾小球毛细血管基底膜及上皮细胞，从而引起实验动物发生血尿。《中华肾脏病杂志》等报道如下病例：

· 病例报告 ·

杨桃致急性肾功能衰竭一例

· 病例报告 ·

杨桃致原发性肾病综合征复发二例

· 论著摘要 ·

家庭腹膜透析患者杨桃中毒31例报告

杨桃含有一种神经毒素，会导致情绪混乱甚至死亡，尿毒症患者食用杨桃可致中毒反应。

对于杨桃，所有肾病患者均不建议食用。

● 鱼腥草

鱼腥草又叫折耳根，是四川、云南等地家家户户都爱吃的一个凉拌菜。现代药理研究它有抗炎、利尿等作用。

但不得不提的是鱼腥草含有马兜铃内酰胺。提到马兜铃，大家可能都知道著名疾病——马兜铃酸肾病。一些中药成分中因为含有马兜铃酸而致肾病，医学家们因而特别命名这一种肾病类型。

研究发现，鱼腥草中所含的马兜铃内酰胺，可能同样具有肾小管上皮细胞损害作用。

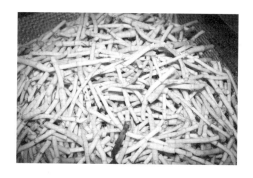

鱼腥草

因此，如果只是作为食物，不建议肾病患者经常食用。如果是作为药用，请遵循正规医生的建议。《中国中药杂志》曾有如下报道：

第29卷第1期	中国中药杂志	vol.29.Issue 1
2004年1月	China Journal of Chinese Materia Medica	January,2004

马兜铃内酰胺I对肾小管上皮细胞的损伤作用

● 小龙虾

有小龙虾的季节就是吃货的季节，但是多个地区都有一些报道，食用小龙虾的人，出现肌痛、酱油色尿，肾功能损伤等症状，考虑为小龙虾导致横纹肌溶解，从而引起急性肾衰竭。多个病例报道致使质监局专家也做过公开调查，通过900多种化学物质的筛查，并没有发现小龙虾含有任何已知的可以导致横纹肌溶解的物质。

至于为什么偏偏是小龙虾这个品种，以及到底是什么导致一小部分人食用后出现横纹肌溶解，目前并没有调查清楚，但显然对于肾病患者来说，即便出现概率不大，万一被砸中也不好，不吃也罢！

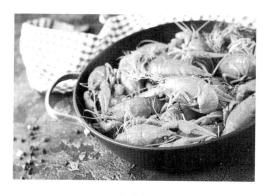

小龙虾

● **高盐加工品**

所有的肾友，都需要限制盐。即便是正常人，健康的饮食方式也应该保持低盐的习惯。

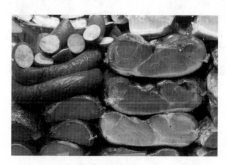

火腿和腊肉

对于肾友来说，高盐会增高血压、增加尿蛋白的排泄量、加重水肿，导致普利类和沙坦类药物抵抗，不能充分发挥药效。

很多加工食品都是高盐，包括火腿、腊鱼腊肉、腌菜、辣椒酱、果脯、熟食罐头，这些都含有大量的盐，有时你只是吃一点，就足以抵一天的摄盐量。特别是像果脯这类甜食，根本吃不出盐的味道，但是盐分很高，更要引起重视。

而且，这些食物口感好，很容易不知不觉就吃多了。

在临床中，我们发现短时间的高盐饮食就可以让患者的蛋白尿反弹，因此，医生总是告诫患者记得保持低盐饮食。如果你不清楚自己买的食物的含盐量，可以看看包装上的成分表。

4.9 得了肾病，不能吃鸡蛋，不能吃蛋黄吗？

不少肾友问：我听说，得了肾病，不能吃鸡蛋，是"发"的！我听说得了肾病，不能吃鸡蛋黄，只能吃蛋白！我听说，鸭蛋比鸡蛋好！

这些都是不是真的呢？

"肾上线"医生团答：都不是真的！肾病患者可以吃鸡蛋；蛋黄、蛋白都可以吃；不管是鸡蛋、鸭蛋还是鹅蛋、鹌鹑蛋，营养价值都没什么太大差别，想吃哪个，随您！

为什么呢？听我们细细道来。

● **蛋类的营养价值高**

在营养学中，蛋类的氨基酸结构非常完美。营养结构上，是仅次于母乳的食物。对我们肾友而言，蛋类是非常好的蛋白质营养来源，容易被身体吸收利用。

对于大部分肾友而言，1 天吃 1 个鸡蛋，包括蛋黄、蛋白，都可以吃，不会加重肾负担。

研究也表明，1 天吃 1 个蛋（包括蛋黄），对血脂基本没有影响。不用因为蛋黄胆固醇高，而舍弃蛋黄。

对于有严重肾衰竭伴血磷升高的肾友，蛋黄中磷较高，那么，可以采取隔日弃黄的方式：1 天吃 1 个鸡蛋，隔一天不吃蛋黄。

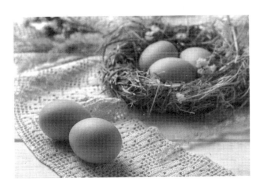

蛋类

● 鸡蛋不是发物吗？

"发物"一词，更多代表的是一个民间说法，而不是一个有科学依据的医学名词。

在以前，我们祖辈们之所以会把一些食物定义为"发物"，主要是这两方面考虑：

一方面是来源于一些人平时见到的现象，总结为经验。但实际情况可能是对小部分人而言的"正确的经验"，对其他大部分人而言却是"错误的经验"。

打个比方，一些人因为吃某类食物过敏，过敏引起疾病加重，对这部分人而言，这类食物就不能吃。但这样的"经验"于其他大部分对这类食物不过敏的人而言，却没有意义。

您对这类食物过敏，避开不吃就可以了，不代表别人不能吃。

另一方面，是由于早先时候，我们祖辈们的经济、卫生条件都比较差，一些食物容易被寄生虫和细菌污染，出于安全考虑，就把这些食物打入"冷宫"。

但我们现在的经济卫生条件已经改善了许多，只要食物新鲜卫生，煮熟以后，并不会有问题。

最怕患者因为说这个也"发"，那个也"发"，在食物选择上，这也不吃那也不吃，日常的基本营养都不保证，结果病不但没养好，体质反而弄得更糟糕。

这样的情况下，极容易发生感染，病也就好得更慢了。

最后重申一遍，没有"发"不"发"的食物，只要不过敏、干净卫生，健康的食物种类，对肾友而言，没有太多限制，只是在量上面，懂得适可而止就好了。

对于得了肾病的人而言，营养不良十分常见，这是康复路上的一块绊脚石，希望肾友们不要因为一些错误的饮食观念而害了自己的身体。

● **鸡蛋、鸭蛋、鹅蛋、鹌鹑蛋哪个好？**

这些蛋类的营养价值并没有什么太大差别，肾友想选哪个，都随您！想炒蛋、蒸蛋、水煮蛋、蛋汤……都可以。

4.10 当医生说要低钾饮食，该怎么办？

我们一起来看看下面这张化验单：

电解质化验单

序号	项目	结果	参考范围	单位
1	钙	2.14	2.11～2.52	mmol/L
2	磷	1.31	0.85～1.51	mmol/L
3	镁	0.76	0.75～1.02	mmol/L
4	钾	3.6	3.5～5.3	mmol/L
5	钠	138	137～147	mmol/L
6	氯	101	99～110	mmol/L

咱们肾病患者基本都做过这个检查，但大家对这个检查的印象是：你应该见过我，我却不认得你。

这个检查项目叫"电解质"，大家不认得它，是因为这些家伙一般混在生化里，我们总是更关心肌酐、尿素、尿酸这些值，也就忽略了它们。

电解质检查包括钾、钠、氯、钙、磷、镁。其实，电解质也和咱们肾病患者息息相关。

你可以把你的肌肉，想象为需要充电的工具，神经就是电线，而电解质就是电，是血液中带电的矿物质。有了电，肌肉才能正常工作。但是如果电解质的浓度过高或者过低，人体就可能会"短路"。

我们的肾，其中一项重要功能就是确保体内电解质的平衡，哪一种离子多了，就帮忙弄出去；哪一种少了，就帮忙少排点儿。当肾功能下降后，电解质会出现各种问题，因此总是被列为医生的重点关注对象。

我们今天就要着重讲其中一个指标——钾，钾从我们饮食中来，除了身体必须，大部分需要靠肾排出去。

当肾功能下降到一定范围，肾小球率过滤下降到 20ml/min 以下，肾排钾的能力明显下降，钾排不出去，血液里的钾浓度就会升高，高血钾会产生很多严重症状，其中最可怕的莫过于心脏停搏。因此，对于慢性肾病 4 期以及 5 期的患者，或者血钾已经开始有超标苗头的早期肾病患者，医生总是会叮嘱：低钾饮食！

那作为患者，具体应该如何实施呢？

饮食中的钾，主要来源于蔬菜和水果，我们就要记住哪些常吃的食物含钾高，则避免吃（每 100g 食物中含钾量超过 250mg 为高钾食物）。

（1）主食中：土豆、小米和玉米面含钾高。

常用主食含钾量（mg/100g食物）

食物	钾含量
稻米	103
小麦粉	190
小米	284
玉米面（黄）	276
土豆	342

参考文献：中国疾病预防控制中心营养与食品安全所. 中国食物成分表2002. 北京：北京大学医学出版社，2002.

（2）水果中：香蕉、杏相对含钾高。

常用水果含钾量（mg/100g食物）

食物	钾含量	食物	钾含量
西瓜	87	草莓	131
葡萄	103	桃	166
柚	119	杏	226
橙	159	香蕉	256
柑橘	154	菠萝	113
苹果	119	鸭梨	77

参考文献：中国疾病预防控制中心营养与食品安全所. 中国食物成分表2002. 北京：北京大学医学出版社，2002.

（3）蔬菜中：菠菜、藕、苦瓜、鲜蘑菇、芋头含钾较高，而干制山珍（香菇、木耳）和海产品（海带、紫菜）钾含量非常高。

当需要限制钾的摄入时，也有一些小窍门，蔬菜中的钾可以通过切碎后浸泡换水，或者开水焯过后再烹饪，能去除其中大部分（60%）的钾。比如土豆，钾含量比较高，想吃土豆又要限制钾摄入量，可以把土豆先切成丝，浸泡 1 天，换水，这样一来可以去除大部分的钾。

常用蔬菜含钾量（mg/100g蔬菜）

食物	钾含量	食物	钾含量
菠菜	311	大白菜	130
鲜蘑菇	312	小白菜	178
大葱	144	油菜	210
藕	243	西蓝花	17
山药	213	扁豆	178
茄子	142	芹菜	154
洋葱	147	豇豆	112
西红柿	163	菜花	200
丝瓜	115	冬瓜	78
苦瓜	256	黄瓜	102
芋头	378	香菇(干)	464
南瓜	145	木耳(干)	757
胡萝卜	190	海带(干)	761
白萝卜	173	紫菜(干)	1796

参考文献：中国疾病预防控制中心营养与食品安全所．中国食物成分表 2002．北京：北京大学医学出版社，2002．

还有一点需要注意，有些患者控制饮食，但钾还是高，而这样经常会引出一个不可忽视的问题，就是中药中的钾。我们可以看到，肾病患者常用的中药中，很多含钾量都是非常高的。

常用治疗肾衰竭的中药含钾量（mg/100g中药）

中药	含钾量	中药	含钾量
当归	796	肉桂	298
陈皮	843	泻泽	327
蒲公英	1142	积实	319
丹参	781	竹茹	335
大腹皮	706	厚朴	276
黄芪	697	杜仲	237
白术	481	甘草	224
生地	677	生姜	194
黄连	517	半夏	142
车前	683	山茰肉	146
党参	446	淮山	142
白芍	432	茯苓	157
丹皮	354	枸杞子	142
大黄	356	附子	99
桑白皮	417	牡蛎	82

参考文献：袁发焕．慢性肾衰竭高钾血症的预防与处理．中国中西医结合肾病杂志，2013，14（8）：659-662.

另外，除了中药，西药中螺内酯（保钾利尿剂）、普利类和沙坦类药物也是最常见的引起高钾的药物，也需要引起注意。

4.11 血磷高，知道该怎么吃吗？

肾功能 3 期开始，肾友们就需要开始关注血磷的问题，当血磷大于 1.45mmol/L，我们称为高磷血症。

很多健康食物含磷也高，本身肾友营养不良的发生率就很高，如果磷高的食物一概不吃，这样一来小伙伴们营养不良就更严重了，这对病情的害处非常大。

如何恰当地"忌口"，既保证营养又合理降磷？要掌握哪些诀窍？快跟着"肾上线"健康吃起来吧！

下列食物不吃或少吃

最忌：食品添加剂

原理：食品添加剂中的磷含量高且易吸收。
方法：自己多做饭，少买加工食品、零食、饮料、快餐，对有食品添加剂的食物需慎重。

动物内脏

原理：动物内脏磷高、嘌呤也高。
方法：猪肝、腰子、脑、心、鸡肫等动物内脏少吃。

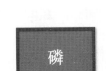

菌菇类

原理：菌菇类食物磷高、钾也高。
方法：金针菇、香菇等菌菇类要少吃。

肉汤、菜汤

原理：汤中含有食物中溶解的磷。
方法：少喝汤。

下列食物适量吃：

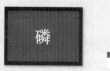

肉

原理：肉类也是营养丰富但含磷高的食物。

方法：不喝肉汤只吃肉，每天2两，各种肉类搭配。

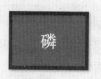

牛奶

原理：牛奶营养丰富，改善营养好帮手，但磷高。

方法：限量喝，一天250ml。

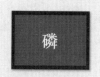

豆腐

原理：豆腐有益健康，磷虽然高，但人体并不容易吸收。

方法：如果想少吃肉，可把1两肉换成2两豆腐。如果不爱喝牛奶可换成豆浆。

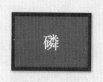

坚果

原理：坚果是有益心血管的健康食品，但含磷量高。

方法：每天只吃一点点，一周总共只吃一两。

如果肾病患者饮食方面的管理已经做得相当好了，血磷还是超标，那么，可能就需要用药物控制，透析的肾友则需要更充分的透析。

4.12 高热量食物要适当多吃，你知道吗？

在大家的印象里，凡是某种成分含量高的食物，吃多了都不好。比如这个高蛋白，不能多吃；这个高脂肪，不能多吃；这个高嘌呤，不能多吃。但我们今天要介绍的是，肾友应该适当多吃的食物——高热量食物！

● 为什么要吃高热量的食物?

身体需要热量来进行日常活动以及保持体温、生长和体重。而在肾病饮食中,保证高热量饮食,还有一个重要的原因,就是帮助我们的身体利用蛋白质。

我们都知道,摄入过多蛋白质,会加重肾负担,不利于康复,因此,医生一般会叮嘱患者适当控制蛋白质的摄入,特别是肌酐已经升高的肾友,对每天摄入的蛋白质的量要求更为严格。

但如果热量不够,身体会把蛋白质拉来做苦力,充当热量,这样一来,蛋白质会很生气,产生更多的代谢废物,最终受苦的还是肾。

肾病患者需要的热量通常要求比普通人更高,这是为了尽可能让蛋白质"不分心",尽可能地发挥它本来的作用,避免让它变成热量的苦力。

而在肾病患者中,缺乏热量摄入的现象非常普遍,一方面是大家确实不知道,另外也有不适当忌口的原因。

● 怎样才算摄入量足够呢?

普通人一天热量的摄入是 25 ~ 30kcal/kg,而肾病患者热量要达到 30 ~ 35kcal/kg,才能做到充足的能量供给。

● 这么多热量从哪里来呢?

热量主要由碳水化合物和脂肪来提供。

(1)碳水化合物:我们的主食富含碳水化合物,如大米、小米、玉米、小麦,因此,平时吃饭,主食一定要吃饱。

还有不是主食的,如面包、土豆(薯仔)、蛋糕、水果和蔬菜、糖、蜂蜜、饼干、糖果等,都富含碳水化合物。

1 两生米含 4g 蛋白质,所以如果普通主食吃太多,蛋白质摄入量就会超标。那么如果想要蛋白质的摄入量不超标,需要怎么补充热量?

这时候,藕粉、麦淀粉、红薯粉丝等低蛋白主食就可以登场了,这些食物蛋白含量是普通主食的几十分之一,蛋白质含量基本可以忽略不计。比如一日三餐,早餐和晚餐安排低蛋白主食,中餐吃普通主食,既保证足够的热量,又不用担心蛋白质超标。

但是目前低蛋白大米价格非常贵,可以用比较便宜的麦淀粉替代,可以买,也可以自己制作。

(2)脂肪:除了碳水化合物,脂肪也是热量的重要来源,它为身体提供的热量是碳水化合物或者蛋白质的两倍。含有脂肪的食物包括肉和食用油等。

多元不饱和脂肪酸比饱和脂肪酸要好。菜籽油、玉米油、葵花籽油、大豆油、橄榄油等植物油,都富含多元不饱和脂肪酸。而富含饱和脂肪酸的是猪油、牛油等动物油，还有少数植物油如椰子油、可可油、棕榈油。

肾友尽量选择含不饱和脂肪酸的植物油，也可以几种油换着吃（油脂不含蛋白质），减少富含饱和脂肪酸和胆固醇的动物油的摄入。

4.13 肾病患者怎么喝水？

水，是维持生命活动最重要的物质。

可是，总是听说，得了肾病，就不能多喝水了，会加重肾负担；但也有人说，要拼命喝水才能排出毒素。真相到底如何？

这篇文章，"肾上线"医生团为大家讲讲喝水的原则，哪些情况该多喝，哪些情况不可以多喝？

● 这些情况下医生会嘱咐少喝水

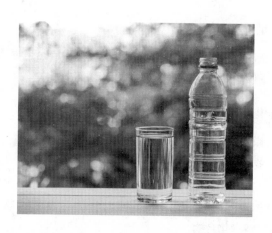

当患者存在严重水肿，或是因肾衰竭导致少尿时，喝进去的水没能正常排泄到体外，而是大量堆积在身体内，这样明显加重心脏的负担，如果不严格限制饮水，严重者可出现心力衰竭的表现。

因此，当存在水肿、少尿的情况时，医生会嘱咐患者要少喝水。并且记录每天的尿量，以及喝水、牛奶、汤等液体的总量，使摄入的总液体量保持在：尿量+500ml。多出来的 500ml 是为了满足呼吸、出汗时看不出来的失水量，从而实现水的"收支平衡"。

如果没有存在这样的情况，身体可以很好地排出喝进去的水，那么，肾友不需要担心喝多了水会加重肾或其他器官的负担，也不需要刻意限制饮水。

● 这些情况下医生会嘱咐多喝水

如果存在下面这些情况，又没有上述的限制饮水的问题存在时，医生会建议多喝水：

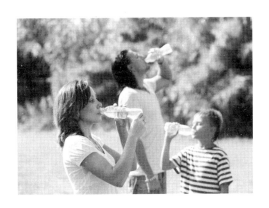

（1）感冒，特别是有发烧、腹泻等情况发生时：这时候身体大量丢失水分，如果又没有补充足够的水分，容易出现血容量不足和肾血流灌注不足。

（2）尿酸高：尿酸高容易形成泌尿系统结石，需要多喝水帮助身体排泄。

（3）肉眼血尿发作：肾病患者肉眼血尿发作时，红细胞管型多，为了避免它们堵住肾小管，我们需要尽可能多喝水。

（4）做造影检查：给予造影剂前后，肾友需要充分水化，不但要多喝水，有时医生还会给患者静脉输液，来补充水分。

（5）泌尿系统结石、感染：泌尿系感染和结石更喜欢"盯着"平时不爱喝水的人，适当多喝水能有助于防治这类疾病。

（6）出汗太多：这和腹泻发烧一个道理，身体丢失了太多水分，就要适时补充。多喝水没有绝对的标准存在，一般指的是一天补充液体量 2000 ~ 2500ml。

温馨提示：尽量安排在白天多喝水，睡前喝太多水，可能影响睡眠。

● 限制饮水时有妙招

多喝水比较容易做到，但对于不少需要限制饮水的肾友来说，少喝水真是一件很头疼的事情。

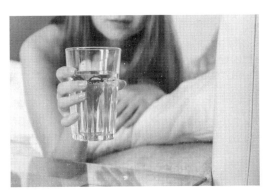

不少行血液透析的患者反映：因为尿量基本没有了，喝水多了体重增长得很快，心脏也会不舒服，但一口渴起来，会忘了要少喝水，恨不得喝一大缸，而且需要长期坚持少喝水，太难了，这该怎么办呢？

有一些限水小妙招，希望对大家有帮助：

（1）口渴时可以吸冰块或者吃一块冰的水果，或者用冰水漱口再吐出来有助于缓解口渴。

（2）用小容量的杯子喝水。和朋友喝茶时，你会发现，虽然喝了很多杯，但因为杯子小，其实水并没有多少，心情还挺惬意。

（3）每天按照自己可以承受的量准备一瓶水，这样，就能时刻看到自己还能喝多少水；或者使用有刻度的杯子，这样也能比较清楚自己喝了多少水。

（4）减少盐的摄入，吃高盐的东西会让你觉得更口渴，避免摄入咸肉、火腿、罐头鱼、椒盐零食等。

（5）控制血糖，高血糖也会让你觉得口渴。

4.14 不吃主食能减轻肾负担吗？得了肾病应该如何吃主食？

有句俗语"人是铁、饭是钢"，主食对我们的身体至关重要。但有不少肾友患病后，吓得连主食都不敢吃饱，而且认为主食吃少点能减轻肾负担，结果弄得自己越来越消瘦。

希望这篇文章，能教会肾友们怎样吃主食。

因为血肌酐升高的肾友，需要限制一定量的蛋白质，但主食又要吃得饱，还得吃一定量的蔬菜、水果（保证基本营养）来补充蛋白质的摄入不足，那么，1天3顿饭，其中的2顿采用低蛋白主食，代替一部分普通主食控制蛋白质。

肾友主食要吃饱

理由：没有足够的主食，身体就会消耗蛋白质、脂肪来供能。患者会消瘦、营养不良且毒素水平更高。

特别提醒：你以为不吃主食能给肾减负？适得其反。

肾功能正常者

主食可参照普通健康人。

米饭、面条、包子、馒头、玉米等粗细粮均可。

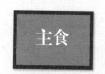

肾功能受损

血肌酐升高的肾友，主食一天三顿，安排其中一顿吃普通主食，另外两顿吃低蛋白主食。

这些主食在制作时去掉了绝大部分蛋白质，肾功能不全的肾友不用担心吃多了蛋白质会超标，主食还能为我们提供热量。这些食物煮熟后有一种透明感。

那么日常有哪些好吃又相对便宜的低蛋白主食呢？

各种粉丝

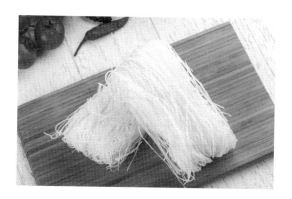

红薯粉

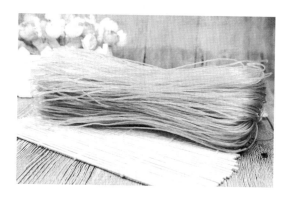

凉皮

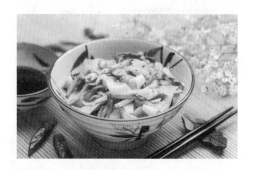

藕粉

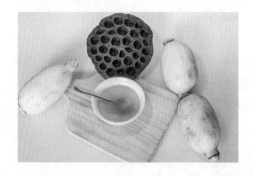

麦淀粉

下图是我们肾友自己制作的麦淀粉面条和馒头。另外还加了南瓜，蒸的麦淀粉南瓜馒头。

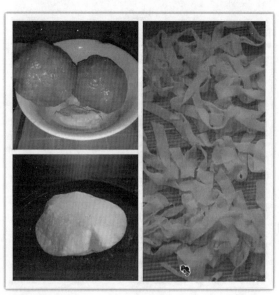

4.15 尿酸高了，怎么吃肉？

许多尿酸高的患者问医生，"唉！尿酸高了，现在不知道怎么吃了！以前大鱼大肉的习惯，我都戒了，现在天天光吃萝卜青菜，走路都没力气了。但是又怕吃肉尿酸升高，怎么办呢？"

虽然饮食对控制病情很重要，但是完全拒绝健康食物的摄入，想以此来控制指标，是完全错误的，是从一个极端走到了另外一个极端，对身体都不好。

肉类食物含有我们人体必需的优质蛋白质、维生素和矿物质，能够维持正常的生理功能，适量摄入才不至于营养不良。并不应是为了控制尿酸，一点肉食都不吃了。

但是，可以吃肉又不等于无所顾忌地吃，掌握下面的要点，尿酸高的伙伴们，也能放心吃肉。

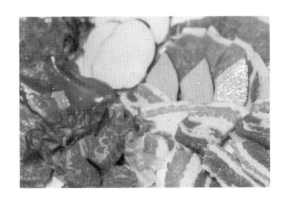

● **掌握吃肉时机**

如果痛风患者，在痛风急性发作期，饮食以新鲜蔬菜、水果、鸡蛋、低脂牛奶为主，这些食物的嘌呤都较低。暂时不吃肉类，直到渡过痛风急性期。

尿酸高者未发作痛风，或者痛风患者急性发作期缓解后，在平时，可以适量摄入肉类。

● **控制好肉类摄入量**

肉类食物，我们每人一天摄入 1 ~ 2 两（1 两肉约巴掌大小，食指那么厚），即可满足人体需求。

适量吃，但又不贪嘴吃太多。

● **各种肉类互相搭配**

在营养学上，白肉的营养价值比红肉更高，并且有研究发现，摄入太多的红肉会增加痛风、肾衰竭的风险。

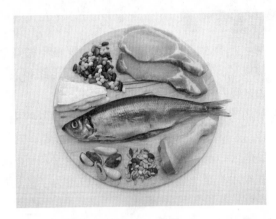

所以在选择肉类时，如果平时只吃猪肉，那么请把一周吃猪肉的次数中，2～3次替换成鱼肉。

● 不吃内脏部位

同一种肉类，部位的不同，其嘌呤含量也有差异，对尿酸的影响也不同。

心、肝、肾、肠、脑这些动物内脏的部分，都含有超高嘌呤，尿酸高的患者应尽量避免，可以选择吃后腿、里脊等部位的肉。

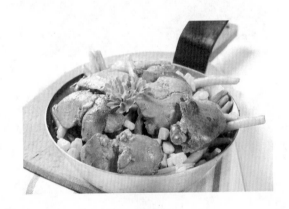

动物内脏

动物血的嘌呤低，可以适量吃。

● 吃肉少喝汤

肉类用水煮了以后，特别是老火慢炖的肉汤，会有部分嘌呤溶解在汤中，吃肉少喝汤可以减少嘌呤摄入。

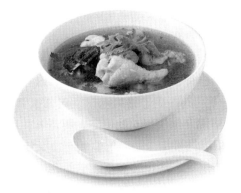

● 多选新鲜肉，不选加工肉

尽量选择新鲜肉类，而非火腿、腊肠、腌肉等加工肉制品。这些加工肉制品含盐量高，不利于身体健康，还会增加高血压风险，对于肾病患者来说被列为"垃圾食品"，应"打入冷宫"。

最后，再提醒一句，要想低尿酸，不只是管得住"嘴"，还需迈得开"腿"！

4.16 素食虽好，掌握分寸！

许多肾友都认为：只吃素食对身体好！

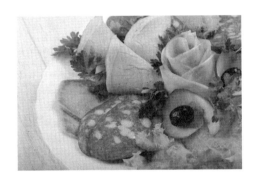

是这样的吗？

其实不是的。素食虽好，但要掌握分寸，营养要均衡！

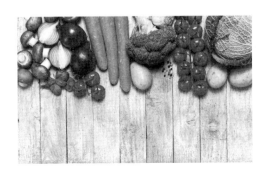

很多人在生病后选择全素食，希望能有益于自己的身体。并且因为听了一些传言说豆制品不能吃，于是，真的是每天都只吃蔬菜、水果。

这样真的健康吗？

物极必反！在自己身上有没有出现反作用，看看就知道！

是不是体重快速下降？是不是走路轻飘飘、时常头晕？是不是感觉软绵绵、提不起劲？是不是反复感冒、风吹一吹就倒下？再看看化验单，有没有贫血，白蛋白降低，前白蛋白降低，尿素氮、血肌酐偏低，血脂偏低？

如果很多枪打中你，那么，我很负责任地告诉你，这样吃，是在自己的康复路上帮倒忙！

如果用"寺庙里的和尚每天吃素，不一样健健康康"的例子来反驳，我会告诉你，和尚是吃豆制品的，肉类提供的优质蛋白等营养物质，豆腐也可以，它们是肉食类的良好替代品。

新鲜的蔬菜、水果对我们的身体很好，我们每天都应该吃，但是只吃蔬菜、水果不能给我们人体提供足够的蛋白质，这些优质蛋白质需要从肉、蛋、奶或者是大豆中摄取。

也就是说，每天除了吃蔬菜，我们还需要适当吃点肉、鸡蛋、奶或者豆类的食物保证营养，做到饮食均衡。

每天在素食中搭配一些肉类，如果不喜欢吃肉，也可以搭配一些黄豆、黑豆、青豆做成的大豆制品，如豆腐、豆浆。

周末有时间，炖个鲫鱼豆腐，满满优质蛋白。如果尿酸高，肉汤就别喝了。

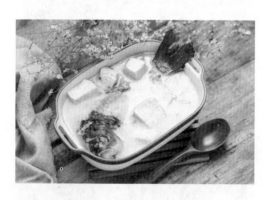

4.17 得了肾病，喝牛奶好，还是喝豆浆好？

牛奶、豆浆，是我国居民健康膳食指南大力推荐的健康饮品，又营养，又好喝！

但是总有一些谣言，让肾友们喝也喝得不安心。关于肾病患者喝牛奶与豆浆的真相，让"肾上线"告诉您！

● 牛奶好还是豆浆好？

是清华好，还是北大好啊？

咱们会说，两个都好！

是牛奶好，还是豆浆好啊？

其实，也一样，两个都好！

从蛋白质结构来说，牛奶是优质蛋白质，豆浆也是优质蛋白质！大家认为肾病患者不能吃豆制品，说豆制品是劣质蛋白质，这是很大的一个误区，肾病营养早就推翻这个错误的观念了。

在选择上，肾友既可以选择喝牛奶，也可以选择喝豆浆。

● 每天都能喝吗？

我们肾病患者，营养不良的发生率很高。除了错误的忌口之外，还跟本身的代谢紊乱有关。

不少人患病后，体重直线下降、体力也大不如前、面黄肌瘦，这都是营养不良的表现，营养不良极其不利于康复。要想改善营养状态，我们先从健康饮食着手。

牛奶和豆浆，都含有丰富的优质蛋白质和各种营养物质，是改善营养状态的好帮手，特别是对长期只吃素食的肾友。

如果选择牛奶，肾友每天可以喝 250ml（约提供 7g 优质白质）。

如果选择豆浆，肾友每天可以喝 400ml（约提供 7g 优质蛋白质）。

相互交替也行，根据个人喜好各喝一些也行。因为肾病患者要适当限制蛋白质的摄入，这样的量也不用担心会超标。

● 尿酸高不能喝豆浆吗？

对于尿酸高的肾友害怕豆浆嘌呤高，也不用担心。豆浆是加工后的大豆，其中的嘌呤含量，在制作过程中，已经比刚开始的整颗新鲜大豆减少许多，所以即便尿酸高，适量喝也是可以的。

另外，要提出的是，自己在家制作豆浆时，如果没煮熟，喝了会胀气、肚子痛等不适，要充分加热沸腾后再喝。

● 喝牛奶拉肚子怎么办？

办法有一些：①选择酸奶；②不空腹喝牛奶；③选择低乳糖奶，如舒化奶。

如果这些办法都不奏效，那就喝豆浆吧。

● 早上喝牛奶好，还是晚上喝好？

晚上喝，有的人觉得促进睡眠，那就晚上喝；有的人晚上喝，半夜上厕所反而影响睡觉，那就早上喝。总之，怎么喝得舒服，就怎么来。

4.18 该不该喝点蛋白质粉提高免疫力？

● 能正常吃饭，就不需要补充蛋白粉

我们有一个认识上的误区，只要是抵抗力不好，就应该补补！

其实最好的补品就是均衡饮食。各类食物摄取都比较均衡，这就是最大的补。如果能正常吃饭，各种营养成分都能够从常吃的食物中获取，不需要额外补充些什么。

在医院，需要补充营养物质的，几乎都是自己不能正常吃饭的一些危重或者行胃肠手术的患者。自己能开口吃饭，就不会再用这些昂贵的营养补充剂。

● 肾友需要限制蛋白质，而不是补充蛋白质

对于肾功能正常的 1 ~ 2 期患者，蛋白质要求可以基本和正常人一样，但也不能采用高蛋白饮食。

而对于肾功能衰竭 3 ~ 5 期未行透析的患者，需要比较严格地限制蛋白质的摄入，不能吃太多蛋白质，并且优质蛋白质占多数。我们会建议患者的主食用低蛋白主食来代替，如藕粉、麦淀粉、低蛋白大米，来减少非优质蛋白的量。这样可以尽量吃一些优质蛋白如肉、蛋、奶、大豆，从而控制一天的总蛋白量。

本身就要控制蛋白质，还去吃蛋白粉，显然是不合适的！

4.19 肥肉，肾病患者能吃吗？

我们通常讲肥肉，是指白色脂肪的部分，这个"肥"字，实际上就是说脂肪含量很高的意思。

脂肪分为饱和脂肪酸和不饱和脂肪酸，富含饱和脂肪酸的食物吃多了会加重心血管的负担。而畜肉中的肥肉脂肪以饱和脂肪酸为主，也就是说吃多了对血管不好。

肾病患者因为心血管疾病发病率高，因此建议是少吃肥肉，对于已有血脂高、动脉硬化的肾友们，肥肉更要少吃一些，尽量选择瘦肉补充营养更好。

我们的食用油也多选择橄榄油、葵花籽油、菜籽油等富含不饱和脂肪酸的植物油，少吃猪油、牛油、羊油、黄油等饱和脂肪酸为主的动物油。可以几种植物油换着吃，这样可以摄入更多种类的不饱和脂肪酸。

4.20 黑米、黑豆、黑芝麻……这些黑色食物"补肾"吗？

相信很多肾友和我一样，听过"黑色食物补肾"的说法。但事实上，传统医学

里"补肾"和现代营养学要求的肾病饮食，那根本是两码事，不能当成一个问题来讨论。肾虚不等于肾病，补肾不等于有益肾病病情！

　　对待黑色食物，肾友们把它们理性地看成一种健康的日常食物即可！

　　黑色食物不特殊，真正的补，在于营养均衡！

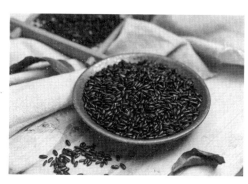

黑米

　　众所周知，人体每天都需要不同的营养物质，碳水化合物、蛋白质、脂肪、维生素、矿物质等，缺一不可。每一种健康食物，都承担着人体不同的营养需求，不同食物各有优缺点，相互搭配，才是真正的"补"！

　　黑色食物也有自己的优点和缺点，选择适合自己的黑色食物，营养均衡，才是王道！

● 黑米

　　黑米一般是没有精细加工去壳的糙米，口感粗糙，适合用来煮粥，能丰富肾友的主食种类。

　　黑米的好处在于没有过度加工，因此其中的维生素、矿物质含量丰富，其中的铁、B 族维生素含量较丰富。

● 黑豆，和黄豆一样，是大豆

　　黑豆、黄豆、青豆这三种，都属于大豆类，它们对肾友而言不是普通的植物蛋白，而是除了肉、蛋、奶以外的另一种优质蛋白质，容易吸收。对于不爱吃肉食的素食肾病患者，黑豆是替代肉类的优质蛋白质来源。

　　黄豆、黑豆可以打成豆浆，肾友如果不喝牛奶，可以换成每天喝 400ml 左右豆浆。黄豆、黑豆也可以做成豆腐，肾友每天可吃 2 两左右的豆腐。并且豆浆、豆腐相对于整颗大豆而言，嘌呤含量已经大大减低，因此，合并尿酸高的肾友也可以适量喝豆浆、吃豆腐。

● 黑芝麻、黑花生

　　黑芝麻、黑花生属于坚果一类。坚果有益于血管健康，但前提是少量，不可多吃。

　　膳食指南推荐的坚果摄入量是：成人一周只能吃 50 ~ 70g（1 两左右），分配到每天只能吃一小撮。

　　很多人迷信黑芝麻能长黑头发，大把大把地吃，这样无形中摄入了很多油脂，并不利于健康。

而且，坚果类的食物含磷高，对于严重肾功能不全合并血磷异常的肾友，更不能不加节制地吃，每天只能吃一点点。

● 黑木耳、黑蘑菇

黑木耳和蘑菇都属于菌菇类，是健康食物。但因为屡屡被传重金属含量超标造成很多人的困扰。

事实上，央视早就做过调查，人工培育出来的蘑菇是在车间或者大棚里面种的，完全切断了重金属的污染源，并不会接触到重金属，市面上的蘑菇检验，也没有检查到重金属超标，因此，是可以放心的。

但是，严重肾功能不全合并高血钾、高血磷的肾友要注意：黑木耳和黑蘑菇，磷、钾的含量都比较高，因此，这部分肾友要少吃这类干制的菌菇，新鲜的菌菇可以通过沸水焯过、滤过几遍后，去掉一部分钾、磷后再吃。

● 乌鸡

乌鸡比普通的鸡生长周期更长一些，因此，肉质可能更劲道更好吃。但如果说乌鸡比别的鸡更好，那真没什么靠谱的依据可言。

对于肉类，吃太多对身体是没好处的，咱们适量吃，不要迷信。

正所谓，过犹不及！希望咱们的肾友们在康复的路上，找到适合自己的科学饮食：什么颜色的食物都适量吃，吃得全面，但都不过分摄入，营养均衡，身体棒！

4.21 慢性肾病患者能吃海鲜吗？

对于肾功能正常的肾友，饮食上并没有很特殊，保持健康的饮食习惯就可以了——低盐，不摄入高蛋白！其实对于普通人想要吃得健康，也是这样的要求——饮食清淡，放弃重口味，避免大鱼大肉。在食物种类的选择上，只要是不过敏、吃了以后没有不舒服的感觉，健康食物的种类并不受限制。

而海鲜是蛋白质含量非常丰富的一类食物，因此，如果患者想要吃海鲜，只要不是顿顿有天天吃，偶尔吃一次是可以的。

如果存在以下情况，海鲜则最好不吃或少吃：

（1）对海鲜过敏者：海鲜过敏，说明身体不适应这类食物，容易引起疾病复发，不能吃。

（2）肥胖、尿酸高、痛风者：吃海鲜容易使尿酸升高，引起痛风发作，因此需要忍痛割爱。

（3）血肌酐升高的肾功能不全患者：不能摄入高蛋白食物，海鲜这类蛋白质含量很高的食物，要少吃。

针对螃蟹、海参，专门讲解一下：

● 螃蟹

一些报道称螃蟹的蟹黄包含大量化学物质，最好不吃。其实这个问题，在水质不好的水域里养殖的水产品中都存在。如果水域被污染，那么生长在其中的水产品体内，或多或少都会有一些有毒物质蓄积。

但如果是在水质很好的人工养殖环境下生长的螃蟹，是不会存在这个问题的。因此，在干净水域养殖的螃蟹，是可以吃的。

即使没有过敏等问题，螃蟹一次也不要吃太多，一只就可以了。

● 海参

很多人吃海参是由于它的保健作用，但是海参到底有没有那么多的保健功能，目前还没有确切的依据。如果能正常吃饭，就不要盲目保健。

海参的蛋白质含量高，且为胶原蛋白，胶原蛋白不是优质蛋白质。从营养角度来说，海参还不如鸡蛋这样的平价食物。对于肾病患者来说，经常吃海参反而不利于肾健康。

4.22 肾病患者能吃坚果吗？

坚果包括核桃、板栗、腰果、开心果、扁桃仁、杏仁、松子、榛子、白果，以及种子类的花生、葵花子、南瓜子、西瓜子等。

坚果不但好吃，而且对人体有一定的保健作用。

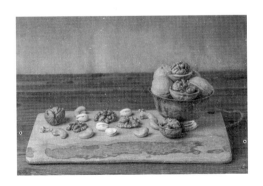

● 坚果对人体的好处

坚果含有丰富的维生素 E、多种不饱和脂肪酸、B 族维生素，能够抗氧化、抗感染、抗动脉粥样硬化。

已有不少国内外研究证实，坚果类对心血管具有保护作用。

《中国食物与营养》曾报道：

中国食物与营养

2007年第4期　　　Food and Nutrition in China　　　No.4，2007

坚果类对心血管的保护作用

AJCN（《美国临床营养杂志》）的研究发现：适量摄入坚果的人，心血管疾病的死亡率下降7%。

● 肾友能吃坚果吗？

肾病患者比普通人更容易发生心血管系统疾病，并且心血管系统疾病是导致其死亡的第一位原因，而不是大家认为的肾衰竭、尿毒症。

食用坚果，对肾友的心血管系统也有一定保护作用。

去年，肾病领域权威医学杂志AJKD上，有一篇关于肾病饮食的综述性文章，提到：考虑到食用少量坚果对身体的益处，慢性肾病患者日常饮食，应该适量吃坚果。

● 肾友能吃多少呢？

坚果的热量高、蛋白质含量也高，因此，虽然对身体有好处，但并不是吃越多越保健，而应少量吃。

那能吃多少呢？

中国居民膳食指南推荐大家：一周吃坚果果仁50～70g（一两左右），如果平均分配到每天，大概每天吃果仁只能7～10g。

我们平时吃得比较多的坚果是瓜子、花生，为了让大家有个直观感觉，我们称好了每日适当的摄入量，给大家示范一下：

如果是瓜子，不剥壳的话，一天大概一手掌的量。

如果是花生，一天的量，几颗就好。

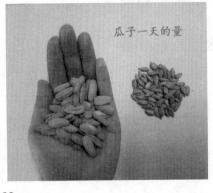

瓜子一天的量

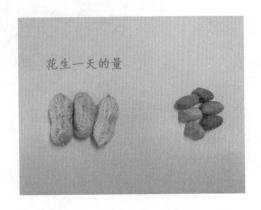

花生一天的量

其余的坚果，也是一样，少量吃。

● 坚果的蛋白质、钾、磷、嘌呤含量高吗？

坚果中蛋白质、钾、磷的含量确实不低，部分坚果如花生、腰果、开心果、松子的嘌呤含量也不低。但是因为每日严格限制摄入量，肾病患者摄入的蛋白质、钾、磷、嘌呤其实都不多。

少量吃，不多吃，即可。

（以每100g可食部计）

食物名称	能量		蛋白质(g)	脂肪(g)	磷(mg)	钾(mg)
Food name	KJ	Kcal	Protein	Fat	P	K
腰果	552	2310	17.3	36.7	395	503
榛子（干）	542	2268	20.0	44.8	422	1244
榛子（炒）	594	2485	30.5	50.3	423	686
花生（鲜）	298	1247	12.0	25.4	250	390
花生（炒）	589	2464	21.7	48.0	326	563
花生仁（生）	563	2356	24.8	44.3	324	578
杏仁	562	2351	22.5	45.4	27	106
葵花籽（炒）	616	2577	22.6	52.8	564	491

参考文献：中国疾病预防控制中心营养与食品安全所. 中国食物成分表2002. 北京：北京大学医学出版社，2002.

另外，提醒一下各位小伙伴，为了避免高盐饮食，坚果请选择原味的！

4.23 豇豆，肾病患者能吃吗？

经过"肾上线"医生团队的科普，很多肾友都明白了大豆蛋白是优质蛋白质，如豆腐、豆浆，肾友们其实可以吃，不应该被打入冷宫，适量即可。

夏天来了，豇豆是现在的应季蔬菜，肾友能吃这种豆类蔬菜吗？针对这个问题，我们统一来回答。

● 豇豆，肾友可以吃吗？

能吃！

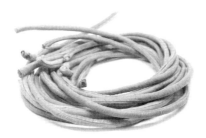

肾友最担心的一点是：豇豆是豆类蔬菜，其中的植物蛋白质会不会加重肾负担呢？

我们就来看看豇豆的成分（下表来源于中国食物成分表）。

（以每100g可食部计）

食物名称	能量		蛋白质(g)	脂肪(g)
Food name	KJ	Kcal	Protein	Fat
荷兰豆	27	113	2.5	0.3
豇豆	29	121	2.9	0.3
四季豆（菜豆）	28	117	2.0	0.4

参考文献：中国疾病预防控制中心营养与食品安全所. 中国食物成分表2002. 北京：北京大学医学出版社，2002.

2两（100g，7～8根）左右的豇豆，蛋白质含量约2.9g，只相当于一个普通大小鸡蛋1/3的蛋白质含量。

豆类蔬菜中的蛋白质虽然为植物蛋白、非优质蛋白质，但实际上蛋白质含量并不高。且蔬菜为我们提供了丰富的维生素、膳食纤维等有益身体健康的成分，是均衡营养中的一部分，肾友并不是不能吃！

肾友每天吃一小份豇豆，并不会增加肾负担。

肾衰竭、尿毒症的肾友也能吃豆类蔬菜吗？

肾衰竭和尿毒症的肾友会担心豆类蔬菜中的磷和钾的问题。

（1）磷：有关肾病营养的研究，发表在2016年著名肾内科杂志AJKD上，该研究分析认为，植物类食物中的磷，是以植酸磷形式存在，这种磷并不容易被我们人体肠道吸收，吸收率在20%～40%。而动物蛋白中的磷吸收率达40%～60%，食品添加剂中的磷吸收率高达90%。

什么意思呢？

也就是说蔬菜中的磷，人体不容易吸收，即使豆类蔬菜中磷含量稍微高一点，只要掌握好适量的原则，肾衰竭和尿毒症患者也不需要担心！

（2）钾：蔬菜、水果中的钾含量通常比较丰富。

豇豆，属于中钾类食物，不是高钾类食物，肾衰竭、尿毒症患者可以适量摄入。

如果患者已经存在高血钾，那么可以将豇豆切开，浸泡一段时间后换水、水煮以后再炒，钾的含量可以减低一部分。

通过上文，我们可以知道，肾友可以适量吃豇豆（一天一份,2两左右,7～8

根的样子），切开浸泡换水、水煮后再炒，可以进一步去除豆类蔬菜中大部分的钾。

4.24 绿豆，肾病患者可以吃吗？尿酸高、痛风者也能吃吗？

最近肾友小伙伴们又纷纷疑虑起绿豆了，绿豆能吃吗？冰镇的呢？听说豆类嘌呤高，是不是尿酸高、痛风者不能吃呢？

这些问题，我们一起来分析。

● 绿豆，肾友可以吃吗？

能吃！

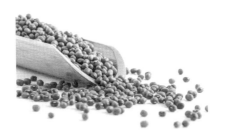

● 那冰的绿豆汤呢？

量力而行！

夏天来了，喝一碗冰镇的绿豆汤真舒服！

但是由于肾友长期吃药，导致胃肠不适；或者本身胃肠功能就不好，吃一点凉的东西就容易拉肚子，这样的情况下就喝常温的绿豆汤，少吃冰冷的食物！

● 肾友担心的那些问题

绿豆中的植物蛋白质，为非优质蛋白质，肾友担心吃了会不会加重肾负担呢？

我们来看看绿豆的成分。

（以每100g可食部计）

食物名称	能量		蛋白质(g)	脂肪(g)	碳水化合物(g)
Food name	KJ	Kcal	Protein	Fat	CHO
炸素虾	576	2410	27.6	44.4	19.3
烤麸	121	506	20.4	0.3	9.3
绿豆	316	1322	21.6	0.8	62.0

参考文献：中国疾病预防控制中心营养与食品安全所. 中国食物成分表 2002. 北京：北京大学医学出版社，2002.

2 两（100g）的绿豆，蛋白质含量为 21.6g，相当于 3 个鸡蛋的蛋白质含量，

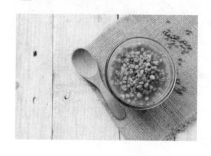

确实比较高!

但是 2 两绿豆煮出来的粥，够一家三口吃，如果肾友们一天吃这么一碗绿豆粥，其实摄入蛋白质并不高，2g 左右，并不会过量。

对于需要低蛋白饮食的肾功能不全患者，如果今天吃了 1 碗绿豆粥，那就把半碗普通米饭，换成其他低蛋白主食，如麦淀粉、粉丝、凉皮、藕粉。

● 尿酸高、痛风者也能吃豆类么？

豆类食物中的嘌呤不低，尿酸高、痛风的小伙伴能吃吗？

2017 年，我国高尿酸专家共识颁布，有关尿酸高、痛风患者对摄入豆类食物的建议如下：

富含嘌呤的蔬菜（莴笋、菠菜、蘑菇、菜花等）、豆类及豆制品，与高尿酸及痛风发作无明显相关性，鼓励患者多食用新鲜蔬菜，适量食用豆类及豆制品。

专家组基于已有研究证实：被尿酸高、痛风患者打入冷宫的豆类，可以请回宫，适当光顾！

《中华内科杂志》曾有如下报道：

中华内科杂志 2017年3月第56卷第3期 　　　　　　　　　　　　　　　　·标准与讨论·

中国高尿酸血症相关疾病诊疗多学科专家共识

高尿酸血症相关疾病诊疗多学科共识专家组

● 肾衰竭、尿毒症肾友能吃绿豆吗？

肾衰竭和尿毒症的肾友还会担心绿豆中钾和磷的问题。

磷的问题，我们前面已经讨论过，植物类食物中的磷吸收少，适量吃不用担心血磷会升高。

而绿豆中的钾偏高，血钾高的肾友在食用前，将绿豆泡水，浸泡一整夜以后，再煮，通过长时间泡水，可以去除绿豆中一部分钾。

● 绿豆解药性？

有少数的病例报道认为，大量吃绿豆可能降低免疫抑制剂的效果，如环孢素、他克莫司。因此，正服用免疫抑制剂的肾友要少吃。

4.25 茶和咖啡，肾病患者能喝吗？

肾友问：为了健康，酒也喝得少了；饮料对身体不好，也很少喝了。难道只能喝白水了吗？像咖啡和绿茶这两种比较健康的饮品，可以喝吗？

一句话答：既不鼓励，也不反对。

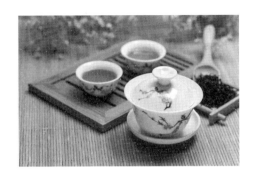

● 茶和咖啡

茶和咖啡，是具有兴奋作用的饮品，它们中都含有一定量的咖啡因。

此外还含有抗氧化剂，如多酚类、儿茶素、类黄酮，这些成分对身体都可能产生一定的影响，有利也有弊。

（1）咖啡和茶的适量摄入，可能有以下好处（请注意是可能，并不完全肯定）：可降低患老年痴呆、帕金森病、酒精性肝硬化、痛风、2型糖尿病的风险，并能延长寿命。

因为这些研究大部分都是观察性的，很难排除其他各种各样的混杂性因素，比如遗传背景、个人其他习惯等，因此，也就难以做出十分有益的肯定答复。

（2）如果咖啡和茶成瘾，喝得太多，可能出现头痛、焦虑、失眠、心悸这些症状，特别是在易感人群中，可诱发心律不齐、心血管急性事件发生。

正因为适量喝可能对身体有好处，喝太多又可能有坏处，因此，对大家的推荐就是，既不鼓励也不反对，如果喜欢喝，适量喝是可以的。如果不喜欢，没必要因为朋友圈鼓吹的"保健"作用，逼着自己去喝。

● 茶会对药效有影响吗？

因为茶中有很多活性成分，因此，许多肾友关心喝茶可能对某些药物产生影响。

如果正在使用下列药物，不适宜喝茶：

（1）贫血正使用铁剂者：如大家常用的铁剂代表药物琥珀酸亚铁，茶中的鞣酸可以影响铁的吸收，铁是我们人体造血的原料，对于贫血、正在使用铁剂者，不宜喝茶。

（2）正在使用抗生素、碳酸氢钠（小苏打）、双嘧达莫（潘生丁）、中药者：茶与它们可能相互产生反应，吃这些药时不宜喝茶。

我们肾友常吃的降压药（如氯沙坦）、激素（如泼尼松）、免疫抑制剂（如环孢素、他克莫司），目前没有证据表明茶和咖啡会影响它们吸收，也就是说是吃这些药物，可以适量喝。

● 喝多少茶或咖啡算适量？

目前证据表明，我们成人一天摄入少于 400mg 的咖啡因是比较安全的。

一杯 235ml 的咖啡，咖啡因在 102 ~ 200mg，一杯 235ml 的茶，咖啡因在 40 ~ 120mg 之间。平时咖啡不成瘾，也不是大量喝浓茶者，基本都能达到这个安全要求。

咖啡和茶中含有的咖啡因

咖啡	食用分量（ml）	咖啡因含量（mg）
现煮咖啡	235	133（102 ~ 200）
速溶咖啡	235	93（27 ~ 173）
低咖啡因咖啡	235	5（3 ~ 12）
意式咖啡	30	40（30 ~ 90）
茶	食用分量（ml）	咖啡因含量（mg）
现泡茶	235	53（40 ~ 120）

● 对于肾功能不全、肾衰竭的肾友能喝茶或咖啡吗？

一杯茶水中的钾、钠、磷含量都是比较少的，肾功能不全、肾衰竭的肾友可以适量喝茶。

因为肾衰竭的肾友可能会伴有高血钾、高血磷的问题，而咖啡的钾和磷稍微都偏高一些，那么这部分肾友应该少喝咖啡。

4.26 慢性肾病 3 ~ 4 期，低蛋白一日三餐食谱

在之前的文章中，"肾上线"医生团介绍了很多优质低蛋白饮食的理论知识。之后，"肾上线"会把这些理论知识做具体案例解析。

我们以身高为 160cm、慢性肾病（CKD）3 ~ 4 期的患者为例，计算他们一天应该摄入的蛋白质量，以及每餐的建议食谱。

首先，我们计算出优质低蛋白饮食要求：身高 160cm，标准体重是：身高 – 105=55，也就是 160 – 105=55 公斤。

55 公斤，CKD3 ~ 4 期患者要求蛋白质的摄入量为 0.6 ~ 0.8g/（kg·d），按照 0.6g/（kg·d）标准计算：55×0.6=33g，一天可以摄入蛋白质 33g。

33g 蛋白质中优质蛋白质占 60%，也就是 $33 \times 60\%=19.8g$，约为 20g，那么非优质蛋白质就是剩下的 13g。

一天总蛋白质	搭配
33g	优质蛋白：20g 肉、蛋、奶、大豆
	非优质蛋白：13g 水果、蔬菜、谷物

我们把这 20g 优质蛋白和 13g 非优质蛋白分配到一日三餐中。

一两肉（9g）+120ml 奶（4g）+ 一个鸡蛋 7g= 20g 优质蛋白

1 斤蔬菜（5g）+2 份水果（2g）+1.5 两普通主食（6g）=13g 非优质蛋白

其余：麦淀粉、藕粉、低蛋白大米；食用油 30ml，这些不含蛋白质，用来保证能量

早餐

一杯 120ml 的牛奶；花卷两个；一个苹果。

中餐

青椒炒鸡蛋（鸡蛋 1 个 + 青椒 1 份）；蔬菜 1 份；低蛋白主食 6 两。

晚餐

芹菜炒肉（肉 1 两 + 芹菜 1 份）；蔬菜 1 份；低蛋白主食 4 两；再加餐一份水果。

以上就是 CKD 3 ~ 4 期患者一日三餐的食谱。

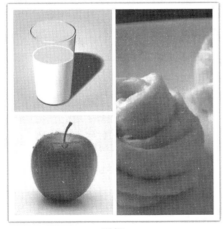

早餐

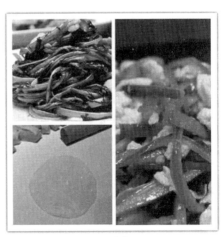

中餐

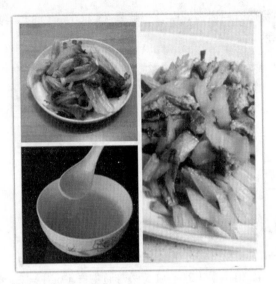

晚餐

5 肾病的生活调理

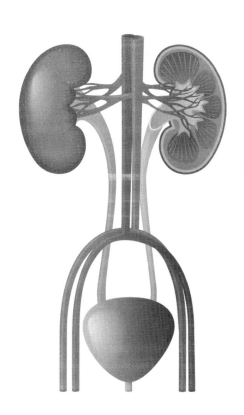

5.1 医生说不要剧烈运动，不是让你不运动！

● 肾病患者普遍存在的运动认识误区

肾友圈广为流传的一个认识误区——肾病患者不能运动！

造成这个误解的原因有两个方面：一方面，医生叮嘱"得了肾病，不能劳累""得了肾病，不要剧烈运动"；另一方面，肾病患者本身就十分惧怕运动加重肾负担。

而事实上，当医生说不要剧烈运动时，并不是让你不运动。

这样的误解，给肾友的身体和心理带来的往往是双重否定和打击。

● 长期缺乏运动，给肾友带来的危害

长期缺乏体育锻炼，实际上会给慢性肾病患者带来一系列不良后果。最近，在肾病领域权威医学期刊 AJKD 刊登了一篇这方面的研究。

AJKD

In Practice

Exercise and CKD：skeletal Muscle Dysfuncion and Practical

Application of Exercise to Prevent and Treat Physical

Impairments in CKD

从下图我们可以看到：随着体育锻炼的减少，慢性肾病患者可逐渐出现肌肉受损、减少，机体功能受限，甚至残疾，患者表现为乏力、行动迟缓，这样持续虚弱的后果是，使得肾病患者具有更高风险的死亡或进行透析的概率更高。

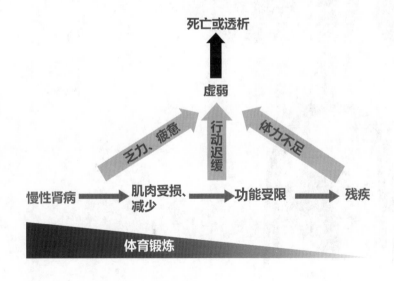

● **让运动帮助肾病患者康复**

因为每个人的体质不同，个人的耐力差异性很大，因此肾病患者在各个阶段的病情和运动量的关系，目前没有准确的分析结论。

在临床上，康复科医师认为可以从患者的主观感觉来指导运动量。

采用下图 Borg 评分表来给运动量打分，推荐肾病患者的运动量可达到比较严重的喘息和疲劳感（5 ~ 6 分的程度），但不是非常难以承受（通常这样的运动量是，还可以说话，但没力气去唱歌）。

Borg呼吸困难及疲劳评分

喘息的程度	评分	疲劳感觉
不喘息	0	不用力
非常轻的喘息	0.5	极轻（刚有感觉）
很轻的喘息	1	很轻
轻的喘息	2	轻
中等强度的喘息	3	温和
有点重	4	稍强
严重喘息	5	强
	6	中强
非常严重的喘息	7	很强
	8	非常强
	9	超强
极度喘息	10	极强

锻炼后，短时间内检测会出现蛋白尿一过性地少许增加。而且，因为运动出汗导致尿液浓缩，有些患者在运动后立刻用试纸测尿蛋白，看起来颜色也许深一些。

但是从长远看，锻炼并不会影响尿蛋白总体水平，反而会因为坚持运动，使得肾病患者体质增强、睡眠质量变好、心肺功能得到锻炼、防治肥胖、高血糖、高血压、高血脂、高尿酸等代谢性疾病，预防心血管病。

一般年轻患者的耐力更好，在运动形式上可以选择慢跑、脚踏车、游泳、球类等运动；而老年患者和目前耐力较低的患者可选择步行、太极等温和的运动。

运动初期，每周 2 ~ 3 次；逐渐增加到 3 ~ 5 次，每次 30 ~ 90 分钟，累积运动每周 150 分钟以上。根据自身情况，慢慢来，坚持进行。

● **拒绝废人心态，从运动开始**

不要认为得了肾病就是废人，什么事都做不了。事实上，肾病患者通过正规治疗，再注意生活方面的保养，会像健康人一样正常生活！

5.2 肾病患者应该从事什么样的工作？

经常被朋友圈这类貌似"励志"的职场文刷屏，《20 岁不加班，30 岁不熬夜，40 岁你还有工作吗？》，或者是《你哪里是全力以赴，你只是尽力而为！》，再或者《比你有钱有颜的人，比你还努力》，每时每刻都在刺激我们本已经濒临崩溃的神经。

眼见着别人年轻有为志得意满，可我还在生病。

眼见着别人在职场、情场风生水起，可我还在生病。

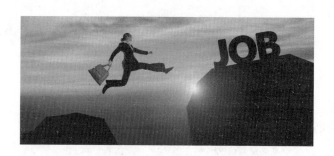

眼睁睁看着全世界的人都在拼命追求精彩的生活，而我，因为生病，连拼命的机会和勇气都没有！这种深深的无力感，在如今快节奏的氛围中，尤其明显。

这也是很多肾友在生病后，觉得生活没有希望，焦虑、抑郁发病率明显比普通人高得多的一个很大原因——觉得自己毫无价值。希望本文可以为大家提供一些有帮助的职场建议。

● 工作是自我价值的实现

因为医生说这是一个不能劳累的疾病，因此，得了肾病以后，很多肾友一直赋闲在家，什么也不干，专心养病。

我们要非常明确的是，得了肾病，不代表不能工作！虽说肾病确实是一个需要"养"的病，但并不是说，工作等于劳累，什么也不干就等于不劳累。

劳累包括身体和精神两方面的，什么也不干往往带来极大的精神压力，身体因为很久都不运用，各方面的功能反而会下降。这样的"养"，不是真的养，反而为病情帮倒忙。

适当工作，带来的是自我价值的肯定，精神上会有愉悦感而不是疲惫感，精神上的愉快是最不能忽视的一点，也是我们治疗的意义所在。另外，大部分的工作，肾友们都是可以胜任的，不会增加肾负担。

● 工作和病情并不冲突

通常我们对肾友的工作要求是：不熬夜，保证每天作息规律，保证每晚能有7～8小时的睡眠时间，平时能有一些时间坚持运动锻炼，放松心情。这样的工作，绝大部分的肾友完全可以胜任，这样的工作状态也不会增加肾负担，大部分工作也可以满足这个条件。

工作和病情并不一定会冲突，得了肾病，依然可以努力工作和学习。肾病在时时提醒大家，努力工作的同时要兼顾身体，注意以上提出的健康生活习惯。

即使是健康人也应当尽量做到以上要求。就在前些天，我们医生的朋友圈里被一位34岁的博士刷屏，平时身体健康的她因为连续加班熬夜过度劳累而猝死，医护工作、IT界这些工作负荷大的岗位，过劳死的事件几乎时时都在报道。其实怎么会只有肾友才需要平衡健康和工作？每个人都需要！

今天接到一位医生的留言和截图：我院医生下夜班后突发猝死！八三年的年轻漂亮妹子，未婚，生命永远定格在了五月六日十五点，愿天堂没有加班、没有劳累、没有猝死，愿一路走好！同时请各位同行保重身体。

我院消化内科博士，1983年年轻漂亮妹子，未婚，
生命定格在2017.5.6.15:00，愿天堂没有加班、
没有劳累、没有猝死，愿一路走好！同时请各
位同行保重身体！下辈子都不要做医生。

● 哪些工作不适合肾友？

按照上面的要求，确实就有一些工作不适合肾病患者，比如医护人员、警察、公共运输人员、娱乐场所的工作人员等，这些工作岗位，需要经常熬夜加班、上夜班，打乱了正常的生理节律。其实这样的工作对于普通人也有损害健康的风险，对于肾友来说，并不适合。

但也不是绝对不能从事这些行业，比如像医生这个职业，也有轻松些的科室，有的医院科室晚上不需要值夜班，或者即便值夜班，事情也很少，可以保证充足睡眠、规律作息。因此，对具体从事的岗位，肾友们需要提前了解清楚。

一些肾友经常问，工作时需要站得久一点，比如像教师、收银员等岗位，是否也不适合肾病患者？其实是没关系的。连续上了两节课，如果觉得累了，可以坐着讲课；收银员也不是持续一整天都要站着，把小板凳放在旁边，闲的时候坐下来休息一会儿。

对于经常要久坐的工作，隔一小时起身活动一下。

生病不是我们的错，也不需要感到羞耻。肾友们从自责情绪中跳脱出来，尽快找到能让自己经济独立的工作，三百六十行，行行出状元，条条大路通罗马！有了自食其力的能力，也会大大减少焦虑的情绪。即便可能因为暂时的病情不稳定而不便工作，也可以等病情稳定 1 ~ 2 年后重新投入工作。

5.3 肾病患者如何治疗和预防感冒？

感冒，也叫上呼吸道感染，在临床中很常见，正常成人每年也会感冒 1 ~ 2 次。对于一些体质较弱的肾病患者而言，感冒更是家常便饭，天气变化或平常稍不注意就容易中招。而感冒又是加重肾病的一个诱因，很多人为了追求感冒快点好就胡乱用药。今天，我们就来看看肾内科患者到底应该如何应对感冒，以及怎么预防感冒。

● 感冒前期

当身体略有不适，感到似乎要感冒时，可以用生姜煮水，趁热服下，服后注意保暖，多休息，多喝水；或者热水冲服板蓝根颗粒，可起到早期防治感冒的作用。

● 感冒时抗生素的使用

如果感冒症状严重，或者体温大于 38.5℃，应该到医院进行检查，化验血常规和其他炎症指标比如 C 反应蛋白。

我们刚提到，大部分感冒是病毒性感冒，抗生素并不起作用，我们化验的目的就是确定是否有细菌感染，如果血常规里面出现白细胞、中性粒细胞升高、C 反应蛋白升高，提示为细菌性感冒，我们才会使用抗生素。

肾友可使用的抗生素如一代头孢菌素、二代头孢菌素、三代头孢菌素、大环内酯类等。二代头孢菌素和三代头孢菌素比一代头孢菌素肾损伤风险小。大环内酯类的代表药物有阿奇霉素、罗红霉素等。

头孢类的代表药物如下：

分类	常用药物
第一代	头孢拉定、头孢唑林、头孢氨苄、头孢羟氨苄
第二代	头孢呋辛、头孢替安、头孢克洛、头孢美唑、头孢丙烯、头孢西丁
第三代	头孢克肟、头孢地尼、头孢米诺、头孢唑肟、头孢曲松、头孢他啶、头孢哌酮、头孢泊肟酯

● **关于感冒的常见认识误区**

很多人一旦发现自己感冒了，各种感冒药就乱吃一通，甚至直接去医院输液，这是肾病患者感冒用药的大忌。

如果确实是细菌感染，除非是一些严重感染情况，对于一般的细菌性感冒，肾内科医生并不主张患者输液治疗，口服抗生素就可以了。

另外，市面上的很多感冒药，如999感冒灵、感康等，均含有解热镇痛药，而且成分大同小异，有些人为了求快，几种感冒药一起吃，加大了药物剂量，使得副作用发生率明显增加、肾损害风险增加。

肾内科医生一般不主张肾病患者使用含有解热镇痛药成分的感冒药。

● **感冒的预防**

我们要注意的是，感冒的预防工作才是重中之重！不要总是感冒之后才开始着急，应该在平常多下功夫。

多数的感冒不是药物治好的，而是我们自愈的，提高我们自身的抵抗力才是根本，这需要我们做好以下几点：

（1）平常加强体育锻炼：肾病患者的活动水平低，很多人不是不能运动，而是惧怕运动，或不愿意付出精力。每天坚持30分钟的中等程度锻炼并不会加重病情，却能增强体质，提高抵抗力。

（2）均衡营养，合理搭配饮食：营养不良可增加感染风险，如果你就诊的医院专门有营养科，营养科医生也不会让你完全不吃肉、只吃萝卜和白菜。

（3）规律作息：经常熬夜、精神压力大、睡眠质量差，也会使得抵抗力下降，肾病患者更要懂得劳逸结合，保证充足的休息时间。

（4）情绪开朗：经常情绪低落、生气，久而久之抵抗力也会随之下降，保证开朗的情绪，是保持健康的前提。

以上预防感冒的原则，大家只要充分理解并运用，一定能少受感冒之苦。

5.4 得了肾病不能过性生活吗？

圣贤孔子也曾说：饮食、男女，人之大欲存焉。

性，是人的一种正常生理需求，就跟吃饭、睡觉一样自然。

许多肾友说，自从生病后，男女之间那点事就戒掉了，语气中总是充满自嘲与无奈。

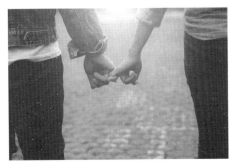

其实，觉得得了肾病就不能有性生活，这样的想法大可不必。

● 掌握适度，不必过度担忧

我们一直跟大家强调，好心情，绝对是治病的良药。不要认为生病了，就是个"废人"，什么都干不了，这样的心态、情绪，往往比病情本身更有杀伤力。

不论从医学理论还是实验证据上，都有许多证据证明，抑郁会对身体产生极坏的影响，这些影响几乎涵盖了病情的各个方面。抑郁的患者往往具有更差的免疫力，更多的并发症，更高风险的住院率和死亡率。

适度地享受性生活，不会加重肾友病情，并且因为精神上得到放松，情绪上愉悦，夫妻间关系更为和睦，十分有助于健康，有助于病情康复。

何为适度的性爱？

肾友们遵从的总体原则：以"精神饱满、心情愉快"为度！不以很疲劳的状态应战即可。

因此，频率和时间往往因人而异。

有的人一周 1 ~ 2 次性爱，也不会累；有的人更习惯一个月 1 ~ 2 次。这事的频率问题，还真应了那句"鞋合不合适，只有脚知道"。

● 四大注意事项

（1）注意清洁：性爱前后，男女双方注意清洗外阴及会阴部，特别是女性，防止泌尿系统感染。

（2）不要着急：在服用激素、免疫抑制剂期间，肾友的性欲会减低，不要着急，停药后可以恢复。在病情急性加重期，暂时避免或减少性爱次数。

（3）不要贪凉：性爱完了不要贪凉，避免感冒。

（4）做好避孕：如果不想要孩子，或者病情还不允许怀孕，请一定采取避孕措施。

● 放下戒备，享受性爱

很多肾友对性爱本身抱有非常大的偏见，总觉得得了肾病，还去性生活，那就是在"犯罪"。

抱有这样的心理，即便有性，从性爱中获得的幸福度，往往也很低，这种自我怀疑，会产生一种强烈的挫败感。

请记住，即使有肾病，你依然是你，你依然很有价值。我们治病的目标就是为了回归正常生活，拥有好的生活质量，不要治着治着，反而忘了治病的本来目的。

还有一些肾友过度紧张，一完事就拿尿检试纸测，发现尿蛋白那一栏，比之前颜色稍微深点儿就害怕，其实，那往往是因为房事后，黏液、分泌物增多，导致了标本误差，却错怪在性爱上。

享受健康的性爱，我们肾友一样也可以！

5.5 为什么极力反对肾病患者抽烟？

饭后一根烟，快乐似神仙！很多人用这句话来形容抽烟时的享受。但当"神仙"是有代价的。

对于肾友来说，必须要远离抽烟行为！！

香烟中的尼古丁会使血管变硬，这当然也包括肾内的血管！戒烟有助于尽可能保留肾功能。

抽烟使血压上升，使高血压更难以控制。

抽烟还有可能会导致动脉内部出现细小的创伤，这使血小板更容易在血管中凝结。这是吸烟者更易出现心肌梗死的一个原因。

吸烟还会增加癌症等疾病的发生率。

当然，抽烟不但危害自己，还危害他人，长期被暴露于二手烟，让没抽烟的人白白遭受烟的危害！真是百害而无一利！

戒烟一点都不简单，需要非常强的意志力，但如果你成功了，就会感觉很有成就感，而且你的身体状况会更好，很多事做起来也会更简单。

让我们想抽烟之前都默念："抽烟血管会硬、会硬、会硬，肾变坏、变坏、变坏"，循环默念，估计烟瘾能小点。

5.6 肾病患者为什么要注重血脂管理？如何管理？

肾病患者是心血管病的高发人群，血脂的管理有助于预防心血管疾病，需要引起大家的重视。

那么，就跟随"肾上线"医生团，一起来看看 2016 年修订的新版中国成人血脂异常防治指南有哪些精华，以及有哪些专门针对肾病人群的建议？

● 血脂异常患病率升高

我国成年人血脂异常患病率为 40%，较 2002 年大幅度升高。

临床上血脂检测的基本四大项目为总胆固醇（TC）、甘油三酯（TG）、低密度脂蛋白胆固醇（LDL-C）和高密度脂蛋白胆固醇（HDL-C）。

其中，高胆固醇血症患病率为 4.9%，高甘油三酯血症患病率为 13.1%，高低密度胆固醇血症患病率为 33.9%。

● 定期查血脂

指南建议定期检测血脂指标，20 ~ 40 岁成年人至少每 5 年检测 1 次血脂指标，40 岁以上男性和绝经期妇女每年检测 1 次血脂指标，动脉硬化性心血管疾病患者及高危人群每间隔 3 ~ 6 个月检测 1 次血脂指标。

● 慢性肾病患者血脂目标

治疗目标：①轻、中度慢性肾病患者 LDL-C < 2.6 mmol/L；②重度慢性肾病患者，慢性肾病合并高血压或糖尿病者 LDL-C < 1.8 mmol/L。

终末期肾病（end stage renal disease，ESRD）和血透患者，需仔细评估降胆固醇治疗的风险和获益，建议药物选择和 LDL-C 目标个体化。

● 生活上的管理

新版指南建议高甘油三酯患者应减少每日摄入的脂肪量，每日烹调油用量应 < 30ml，脂肪摄入应优先选择富含不饱和脂肪酸的深海鱼、鱼油、植物油等。

建议每周运动 5 ~ 7 天，以 30min/d 的中等强度运动为宜。

● 药物上的使用

他汀类药物（常用的如洛伐他丁、瑞舒伐他汀、阿托伐他汀、辛伐他汀等），有效减少心脑血管事件的作用得到首肯。近 20 年来多项大规模临床试验结果显示，他汀类药物在一、二级预防中均能有效降低心血管事件发生风险，已成为防治心脑血管事件的重要药物。

为了调脂达标，临床上应首选他汀类药物（Ⅰ类推荐，A 级证据）。

他汀类药物在血脂异常药物治疗中的基石地位已得到肯定，且长期服用是安全的（但应定期检测转氨酶、肌酸激酶）。

慢性肾病患者是他汀类药物引起肌病的高危人群，尤其是在肾功能进行性减退或肾小球滤过率（GFR）< 30ml/（min·1.73m^2）时，并且发病风险与他汀剂量密切相关，故应避免大剂量应用他汀类药物。

中等强度他汀治疗低密度脂蛋白胆固醇（LDL-C）不能达标时，推荐联合应用依折麦布。贝特类（如非诺贝特）可升高肌酐水平，中重度 CKD 患者与他汀联用时，可能增加肌病风险。

5.7 肾病患者可以接种疫苗预防感染吗？

● 有关成人肾病患者的疫苗接种

成人慢性肾病患者疫苗接种，2012 年全球最权威的肾病指南——KDIGO 临床实践指南，提出了相关建议。

有关慢性肾病与感染风险的建议如下：

（1）建议所有的慢性肾病成人患者，每年都接种流感疫苗，除非有禁忌证。

（2）建议所有慢性肾病成人患者，包括肾小球滤过率 < 30ml/（min·1.73m^2）（慢性肾病分期为 4～5 期的患者），以及肺炎链球菌感染的高风险患者（比如肾病综合征、糖尿病患者，以及正在接受免疫抑制剂治疗者），都接种肺炎链球菌疫苗，除非有禁忌证。

（3）建议那些已经接种肺炎链球菌疫苗的患者，5 年内再次接种一次。

（4）建议具有高风险进展的成人肾病患者，包括肾小球滤过率 < 30ml/（min·1.73m^2）（慢性肾病分期为 4～5 期的患者，即肾衰竭和尿毒症的患者），都接种乙肝疫苗，并且在接种后确定已经产生免疫应答。

（5）对于是否可以接种活疫苗，要考虑鉴定患者的免疫状态，并且应该得到官方和政府机构的意见。

● 如何理解 KDIGO 指南对于接种疫苗的推荐？

疫苗是人类预防感染的有效手段，特别是对于肾病患者，因为身体原因，或者因为使用免疫抑制剂，容易发生感染。因此，接种疫苗是一项比较重要的预防感染的手段。

对此，KDIGO 指南给出了具体意见，并且这些推荐级别为 1B 级，是比较强烈的推荐。

主要建议的是三种疫苗：

如果没有禁忌证，所有成人肾病患者，包括肾衰竭、尿毒症，以及使用免疫抑制剂的患者，都建议：

（1）每年接种流感疫苗。

（2）接种肺炎链球菌疫苗，且 5 年内加种一次。

（3）接种乙肝疫苗，并且接种后要确定已经产生抗体。

这三种疫苗对于肾病患者是安全的。

但对于其他活疫苗，可以导致免疫力低下的患者出现无法控制的感染，因此指南建议要严格评定患者的免疫状态。常见的活疫苗包括：口服脊髓灰质炎疫苗、天花疫苗、口服伤寒疫苗、麻风腮腺苗、卡介苗。

活疫苗可以在体内扩散，对于孕妇、接受大剂量糖皮质激素，或免疫抑制剂、白细胞低、脾切除，以及其他原因导致的免疫低下的患者，是危险的，可能引起无法控制的感染。

因此，如果因为各种原因导致免疫缺陷的患者，一般禁止使用活疫苗。

● HPV 疫苗

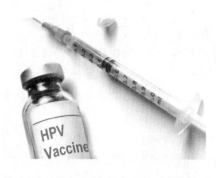

对于预防宫颈癌有重要帮助的疫苗——HPV（人乳头瘤病毒）疫苗，2016 年在中国获得批准。

而去年发表在肾病权威医学杂志 CJASN 上的一篇研究推荐：

因为慢性肾病的患者更容易患 HPV 相关生殖系统疾病，因此，慢性肾病或者进行透析的年轻女性，应该进行 HPV 疫苗的接种，且疫苗作用不会减弱。

有研究表明，对于肾移植患者接种 HPV 疫苗，效果可能会减弱。

Article

Immunogenicity of Human Papillomavirus Recombinant
Vaccine in Children with CKD

目前，国内这个疫苗已经上市，所以有相关需求的肾病患者都可以接种。

5.8 熬夜伤肾！那到底晚上睡几个小时最好？

已有多项研究证实，睡眠不好，跟很多疾病的发生都有关系，包括肥胖、高血压、糖尿病、心血管疾病等。

其实，我们自己也能感受到这样的变化——如果折腾了一晚上没睡好，第二天会心烦意乱，随便活动一会儿心脏就怦怦地跳、血压也蹭蹭地往上涨。

但是，您大概不会察觉到，长期睡眠状况不佳还会影响到自己的肾吧！

● 科学家们说：要想保护好肾，从好睡眠开始！

2012 年，日本的科学家们调查了大阪大学 6834 名员工，研究发现：相比每晚睡 7 小时的人，那些睡眠时间 < 6 小时的人，蛋白尿风险明显增加。

2016 年，肾病领域权威杂志《Kidney international》发表的一项研究再次表明：相比每晚睡 7 ~ 8 小时的人，那些每晚睡眠时间不足 5、6 小时的人，蛋白尿发生风险明显增加，并且进一步提出，睡眠不足的人，肾功能下降速度更快。

科学家们用客观的数据告诫我们：要想保护好肾，从每晚 7 ~ 8 小时的好睡眠开始！

● **睡不好怎么办?**

（1）首先从生活方式开始调节：

a. 睡前不要喝咖啡、浓茶、可乐这些饮料，其中的咖啡因会影响到睡眠。

b. 增强体育锻炼，运动是促进睡眠的一剂"良药"。

c. 睡前请务必放下手机，营造良好睡眠环境。

对于正在服用激素的肾友，可能会出现亢奋、睡不着的现象，随着激素的减量和自我调整，睡眠会慢慢好转，不要着急。

（2）改善生活方式也没用，怎么办呢?

通过调整生活方式后，如果肾友仍然有严重焦虑、睡不着的现象，可以寻求心理医生或者精神科医生的帮助，医生可能会使用一些促进睡眠的药物，如劳拉西泮等，这些药物肾病患者是可以用的。

但不建议患者自行购买中成药安神药促进睡眠。

2012 年，一些安神补脑药品在香港遭到禁售，因为重金属汞含量严重超标。朱砂具有安神的作用，它的主要成分就是硫化汞。而朱砂具有一定的肾毒性，肾病患者需要谨慎对待这些潜在肾毒性药物。

5.9 比起惧怕尿毒症，肾病患者更要注重心血管系统的养护！

得了肾病后，肾友们都十分惧怕肾病加重后患上尿毒症。

请关注下面这两篇文章：

VOL 41,NO 4,SUPPL 3,APRIL 2003

AJKD American Journal of Kidney Diseases

CONTENTS

K/DOQI Clinical practice Guidelines for Managing Dyslipidemias in Chronic Kidney Disease

北京医学2011年第33卷第2期

· 81 ·

· 述评 ·

重视慢性肾病患者心血管病变的防治

但是，不论在我国，还是像美国这样的发达国家，肾内科各种学术报告中均被提及要重点防治，但又被大部分肾友忽略的一个问题就是：

慢性肾病患者多因心血管系统疾病死亡，而不是进展为肾衰竭！

通俗一点说：与大家的普遍认知不同，实际上对大部分肾友而言，心血管系统疾病带来的威胁比尿毒症要大得多。

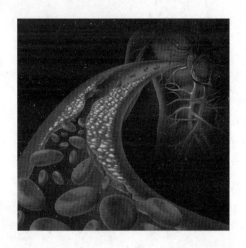

提这个话题比较沉重，直面"血淋淋"的事实并不容易，但希望更多小伙伴们看了这篇文章后，明确知道——肾友要重点养护自己的心血管系统！

● 肾友要格外注意保护心血管

"肾上线"医生团总跟大家普及，慢性肾病可防可治，通过规范合理的治疗，大部分的肾友都不会进入尿毒症阶段。

但因为听信网络上各种谣言，许多肾友仍然坚持认为"慢性肾病，终究会走入尿毒症阶段"，而惶惶不可终日。

实际上，许多学术文章对我国慢性肾病进入到尿毒症阶段的患者人数进行了预估，肾内科的专家也常常按照 1% ~ 2% 的概率估算，现实情况也是如此。

请看如下这篇专论：

中华内科杂志2006年6月第45卷第6期 Chin J Intern Med, June 2006, Vol 45, No.6　　　　· 441 ·
　　　　　　　　　　　　　　　　　　　　　　　　　　　　　　　· 专论 ·

提高慢性肾脏病的知晓率、治疗率和控制率
减轻对国民健康的危害

而心血管系统疾病的风险，却远远大于这个数。保护好自己的心血管，不应该只有肾内科医生知道，肾友们自己也要提早预防！

● 肾友为何容易发生心血管病？

肾病患者容易发生心血管疾病的两大重要危险因素是：

（1）肾功能下降：肾小球滤过率 < 60ml/（min · 1.73m^2）。

（2）持续蛋白尿。

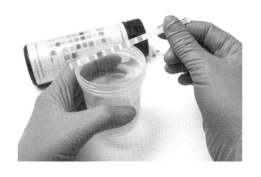

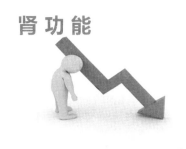

此外还包括：

（3）低密度脂蛋白 > 2.6mmol/L。

（4）血压控制不佳。

（5）糖尿病。

（6）贫血、营养不良。

并且患者的生活习惯，也与心血系统疾管病息息相关：

（7）吸烟。

（8）长期生活压力大，焦虑抑郁。

（9）长期缺乏活动锻炼。

希望列举的这些条目，肾友们中枪越少越好！

● 肾友该如何保护好心血管系统?

（1）生活方面：不要小看日常的养护，生活保养在心血管系统疾病的防治方面是重中之重。

总结成四句话：笑起来、动起来、均衡饮食吃起来、不良习惯请丢开。

不知道怎么运动？就从走路、散步、打太极、练瑜伽这些简单、活动量又比较低的运动开始。

不知道怎么吃？就遵从各种各样健康的食物种类都适量吃一些，但又不贪嘴吃太多。

哪些坏习惯要丢开？抽烟、酗酒、熬夜、久坐不动的坏习惯都丢开。

对自己多一点阿Q精神，少一点苛责，这个世界没了谁都一样运转，卸下攀比的压力。像肾病这样的慢性病，只要懂得养护，生活照样可以多姿多彩。

（2）指标控制方面：重视蛋白尿的治疗；防治贫血、血脂紊乱，平稳血糖和血压。

（3）心血管系统疾病方面的药物治疗：对于已有心血管系统疾病者，医生可能会使用药物控制，主要包括他汀类药物，如阿托伐他汀、辛伐他汀等；以及阿司匹林、氯吡格雷等。

6 肾病的用药

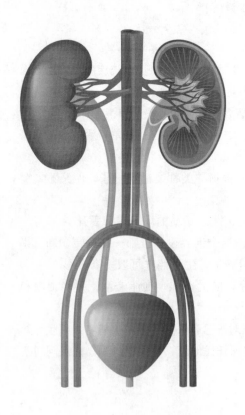

6.1 我的血压不高，为什么医生给我用降压药？

肾友常常这样问：

"医生你好！我有肾炎，有点尿蛋白，但血压也不高，你为什么给我用降压药呀？是不是开错药了？"

为什么肾内科的医生常常给没有高血压的肾病患者用降压药？相信读完这篇文章，您就会豁然开朗了！

● 不只是用来降压的"降压药"

降压药有很多种，其中有一类很特殊，对于肾病患者来说，它们不只具有降压的功能，还有降低尿蛋白，保护肾功能的作用。这类药就是我们今天要讲的主角——普利类和沙坦类降压药。

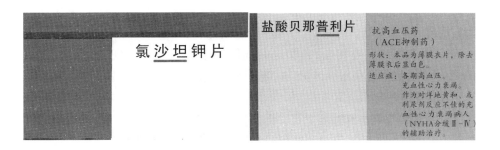

"肾上线"为大家选取了这类药的两个代表，可能医生给您开的不是上图的两种药，但凡是名字中带有"普利"或者"沙坦"的都属于这类药。

关于这类药，虽然就连说明书也只写着：适用于轻中度高血压。然而事实上，说明书没有提及的是，他们还具有降低尿蛋白，保护肾功能这一强大功能。

尿蛋白是引起肾功能恶化的一个极其重要的因素。有持续的尿蛋白存在，就有可能持续伤害肾功能，为了阻止尿蛋白，医生常常会给患者用这类药，不管有没有高血压。

● 用了会不会产生依赖呢？

我们很多患者，最怕吃药的一个原因就是怕对药物"产生依赖"，停不下来！并且因为这个原因拒绝服药，而导致肾功能出现无法挽回的损害。因此，在这里很有必要对大家解释一下。

普利类和沙坦类降压药并不会使人产生依赖。

但确实有些患者需要终身服药，这是为什么呢？不是因为药物依赖，而是病情本身需要。

慢性肾病患者中很多人的尿蛋白是持续存在的，没有药物控制就降不下来。因此，有一部分患者会需要终身服用这类药来控制尿蛋白。只要能把 24 小时尿蛋白降到 1g 以下，肾功能就有望长期保持稳定。有的人甚至控制得更好，24 小时尿蛋白持续维持到 0.3g 以下，那么对肾的影响就会很小了。

但是还是有人担心，长期吃药会对身体有什么副作用吗？

● 长期甚至是终身服用普利类和沙坦类药物，有什么副作用呢？

因为这是降压药，首先就是要关注是不是会导致血压偏低的问题。这类药的剂量越大，降低尿蛋白的效果也越好，因此，通常医生会同时根据血压和尿蛋白的情况来决定使用的剂量。

通常为了使尿蛋白的量减少到理想水平，使用的剂量会偏大。因此，当医生给你用这类药的时候，你一定要记得量血压！

不要仅信赖每次复诊时医生或者护士给你量的那一次血压，一方面次数太少，另一方面很多人到医院就莫名紧张，反映不了血压的真实情况。最好的办法就是在家里自己买一个血压计，经常测量，做到心里有数！

肾病患者的血压控制在 130/80mmHg 以下最好，但也不要低于 90 ~ 110/60 ~ 70mmHg。在拉肚子、脱水等情况，需要停用普利类和沙坦类降压药，怕由于血压过低，引发肾血流不足。

第二，服用普利类和沙坦类药物会引起血肌酐升高，只要血肌酐升高的范围不超过 30%，都可以接受。不是用药后引起肾功能恶化，而是因为这类药影响了肾的血流动力学，而产生的肌酐变化。所以如果用药后肌酐比以前轻微升高，不要紧张，只要不是持续升高，就不需要停药。

第三个问题就是引起高血钾。这在大部分的患者中都不会出现，只有一部分患者，特别是中重度肾功能不全（血肌酐 > 354μmol/L 或 > 4mg/dl）的患者使用时需要关注。只要监测血钾没事，也无需担心这个副作用。

以上三点就是使用这类药最可能出现的和需要关注的副作用，一般来说，大部分长期使用的患者在医生的指导下用药不会有什么问题，把需要注意的问题注意好就可以了。

● 用普利好还是沙坦好呢？

两者都有降低尿蛋白、保护肾功能的作用，因此，通常情况下都可以选择，也可以互换。

从研究角度来说，因为普利类算"老字号"了，而沙坦类相对属于新药，因此在药物研究证据上，普利类药物对肾和心脏的保护比沙坦类的研究更多证据更充分。又鉴于普利类的药物总体比沙坦类的便宜，从经济角度来说可以优选普利类。但是，有的患者因为吃普利会出现咳嗽。

● 最后补充一点小常识

普利类和沙坦类药物，如果想要发挥它的疗效，一方面是剂量的问题，另外还有一个方面，就是控盐！

为了尽可能降低尿蛋白，除了使用患者能承受的最大剂量，控制饮食中的盐也很重要。高盐饮食会导致药物抵抗，从而使得普利类和沙坦类药物不能充分发挥减少尿蛋白的效果。因此，如果希望药效好，就不能再采用重口味饮食了，要清淡一些，盐少吃一点，不要超过 6g 盐（一个啤酒瓶盖的量）。

看完这篇，相信肾友们对此类药了解得也非常全面了，还是那句话，对自己的病情多一份了解，少一份盲目害怕，肾友们，我们一起加油。

6.2 降压药晚上吃，有什么好处？

● 服用降压药，从来没听说有时间规定？

我们常使用的降压药，大多是 24 小时长效发挥作用，因此，包括降压药药品说明书上的要求，也是每天同一个时间点服用即可，并没有特定的服药时间。下图为降压药缬沙坦药品说明书：

用法用量：

推荐剂量：本品80mg，每天一次。剂量与种族，年龄，性别无关。可以在进餐或空腹服用（见吸收）。建议每天同一时间服用（如早晨）。

用药2周内达确切降压效果，4周后达最大疗效。降压效果不满意时，每日剂量可增加至160mg,或加用利尿剂。

肾功能不全（严重肾衰见注意事项）及非胆管源性、无淤胆的肝功能不全患者无须调整剂量。

但是，目前的研究显示，将至少一种降压药放在晚上吃，可显著降低患者的心血管事件发生率，降低心血管系统疾病死亡率！

对于忙碌的科学家们来说，事无巨细。新型人工肾要去研究，但降压药是早上吃好，还是晚上吃好，这种小事也要研究！

● 了解血压的真相

要彻底搞懂事情的真相，我们必须知道有关血压的两点非常重要的基本常识。

（1）肾病患者发生高血压的概率很大：在没有使用降压药的情况下，对于 18 岁以上的人非同一天测量血压 3 次，如果高压大于 140mmHg，或者低压大于 90mmHg，可以诊断为高血压。

中国不同CKD分期患者高血压患病率

CKD分期	患病率（%）
1期	44.2
2期	65.2
3期	
3a期	75.6
3b期	81.2
4期	86.1
5期	91.0

CKD：慢性肾病

参考文献：中国肾性高血压管理指南 2016（简版），中华医学会，2017.97（20）.

左图是对我国慢性肾病患者高血压患病率的统计：我们可以看到，在肾功能较正常的时期（1～2期），患有高血压的人也占半数；肾功能越差，高血压越多；而到了尿毒症期（5期），高血压发生率更是高达91%。

（2）血压正常不代表没问题，血压节律也很重要：人一天的血压，有昼与夜的节律，晚上的血压总体比白天下降约15%。打个比方，假如我们白天的平均血压为110/70mmHg，那晚上的血压下降15%，应该在93/60mmHg左右。

但是，高血压患者往往没有这样的节律，晚上的血压并不比白天低，有的人甚至晚上的血压比白天还高。即便血压总体水平正常的肾友，晚上比白天的血压低一些这样的正常节律也不一定有。

下文是一篇有关肾病与心血管系统疾病相关联系的研究。研究人员发现，在血压正常和不正常的 IgA 肾病患者中，很多人的血压节律都乱了，不正常的节律可能会加重病情。

•肾脏病与心血管专题•

IGA肾病患者血压节律及其与临床病理指标的关系

了解这两点基本常识，我们再来说至少一个降压药在晚上吃会带来的益处。

●晚上吃降压药的益处是什么？

考虑到恢复正常的血压节律——晚上比白天低一点，可能对疾病产生一定的影响，因此，专门有科学家将两者之间的差异进行了临床对比。

国外的一篇研究分别把 661 名接受降压药治疗的肾友，分成了两组，一组是所有降压药都是醒来就吃，另一组人至少把一种降压药放到晚上睡前吃。

CLINICAL RESEARCH　www.jasn.org

Bedtime Dosing of Antihypertensive Medications Reduces Cardiovascular Risk in CKD

平均随访了 5 年，结果发现：虽然两组的平均血压控制水平相似，但是第二组，也就是至少把一种降压药放到晚上吃的那一组，他们更多人恢复了夜间血压比白天血压低这样的正常节律，并且，第二组患者的心肌梗死、卒中、心血管系统疾病死亡率有较明显的降低。

这样的现象，在不是慢性肾病的其他高血压人群中，也发现有相关研究结果。

● 哪些降压药适合放在晚上吃？

并不是所有降压药都适合放在晚上吃，比如利尿剂晚上吃的话，得经常跑厕

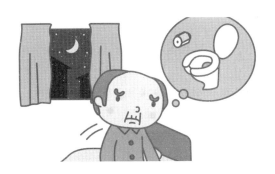

所，影响睡眠。

目前推荐放在晚上吃的两大类是：ACEI 类或 ARB 类，也就是普利或者沙坦类，这类药的代表如缬沙坦、替米沙坦、氯沙坦、贝那普利等；另一类是 CCB类，如硝苯地平、氨氯地平。

● 总结

如果没有正常的血压节律，将至少一个降压药物（不能是利尿剂）调整至晚上睡前服用，可能有助于恢复正常的血压节律，从而改善患者预后。

6.3 肾病患者应用激素后，生活会出现的 10 个变化！

多种类型的肾病治疗，会用到糖皮质激素。肾友最常用的是中效激素，包括泼尼松、泼尼松龙、甲泼尼龙这几种。

激素可以抑制炎症反应，避免肾组织损伤，但激素具有比较多的副作用。所以，激素的使用技巧非常重要，国内外也制定了很多诊疗规范，尽量减少副作用发生。因此，只要进行规范治疗，按照医生指导合理使用激素，激素对肾病患者的疗效是大于副作用的。

那么，服用激素后，肾友的生活会出现哪些变化？又该如何恰当预防呢？

● 外表的变化

使用激素后，大家最直观的反应就是，变胖很多！

脸变圆，变得像小包子似得，还加上一些痤疮；腹部、大腿悄悄爬上了紫纹；嘴巴上边长了一圈浅浅的胡须，汗毛也变多了。

外表的变化，使得很多人变得自卑，不想见人。其实，这些外貌变化是暂时的，在激素减量到 2～3 颗的时候，外貌慢慢开始恢复，有的人则是激素停用后一段时间开始恢复，有一定的个体差异。

对于紫纹，一些肾友提供的经验：多吃各种新鲜水果蔬菜、适当控制食量和体重，不要让体重增长过快，提前在肚子、大腿周围抹橄榄油作为预防，对于减少紫纹有一定的帮助。

而针对脸部的痤疮，基础的保湿就可以了，不要额外涂抹过多的药膏、化妆品去遮盖。

身边真正关心自己的家人朋友不会嫌弃我们外貌的变化，而且反过来想想，经历过自己"变丑"的样子，又变美、变帅回去，不也是一种失而复得的惊喜吗？

● 食欲的改变

很多肾友服用激素后，食量大增。但是，我们需要适当控制一下食量，少吃多餐（每次吃少点，每天多增加几顿）。饮食宜清淡，少盐，减少高糖、高脂肪食物的摄入，这是为了避免血糖升高、血脂代谢紊乱等服用激素后期产生的副作用。

● 精神亢奋、失眠

这是比较烦恼的一个症状，夜深了还处于比较亢奋的阶段，怎么也睡不着，要么就睡着了很早就容易醒来。

克服失眠，可以加强体育锻炼、减少白天睡眠时间、睡前泡个脚、喝杯热牛奶、看一些让你昏昏欲睡的书，试试这些办法。

如果失眠已经严重影响到自己的生活，可以找医生给自己使用一些辅助睡眠的药物，地西泮（安定）这一类的药物肾友是可以用的。

● 容易发生感染

激素最严重的副作用就是诱发和加重感染，激素虽然有强大的抗炎作用，但是并没有抗菌的作用。激素使得我们的抵抗力变差，容易发生各种各样的感染，而且服用激素时容易发生严重感染且不易控制。

因此，要注意口腔、耳鼻喉、肛门周围的情况，一旦出现发热等情况，要及时去医院检查就诊。平时加强锻炼，做好防寒保暖措施。

● 血压、血脂、血糖升高

这一项不是每个人都会发生。激素可以继发血糖升高，也可以引起血压升高、血脂紊乱，除了注意健康的饮食、锻炼等生活方式，还需要定期查血压、血糖、血脂的指标，必要时要用药物控制，激素停了，有的患者可以完全恢复。

● 肝功能变化

激素可以诱发肝功能损害。如果出现转氨酶升高，医生可能会将泼尼松换成泼尼松龙、甲泼尼龙，名字中带个"龙"的这两种激素，不需要经过肝代谢，因此对于一些有肝病的患者更为合适，不会增加肝的负担。

● 腿没劲、骨质疏松

使用激素的同时，应配合使用维生素 D 和钙片。

另外，有关骨骼最严重的并发症是股骨头坏死，发生的概率小，但如果出现髋关节疼痛、活动受限，活动后症状更明显，要及时告知医生。

● 看不清东西

激素可以导致眼部疾病，如青光眼、白内障。因此眼科通常建议长期使用激素的患者，需要每 2 个月进行一次眼科的检查。

一旦发生了高眼压或白内障，需要逐渐减量或停用糖皮质激素，并根据眼压水平局部给予降眼压药物控制眼压。

● 胃部不适

因为激素可以促进胃酸等分泌，导致胃部不适。严重的可以加重消化道溃疡，甚至可以造成穿孔。

前段时间，我们"肾上线"医生团专门讲了奥美拉唑、兰索拉唑等质子泵抑制剂，长期使用可以加重肾功能损伤的风险，因此，不建议没有胃溃疡等消化道疾病病史的患者，在使用激素时常规加用奥美拉唑、泮托拉唑等胃药。

● 心态变化

这是最大的一个变化！

其实，我一直认为，患上疾病、花费金钱这些都没那么可怕，最可怕的是丧失信心，不想再乐观地活着。

疾病可以治，钱没了可以再赚，但是走下去的信心没了，那就什么都没了！撑起我们整个人生的，其实不是外在的风雨或者鲜花，而是我们自己的内心。有一颗坚强而积极的心，在任何境遇下，都能有勇气走下去。其实，除了死亡，只要我们自己不放弃，还有什么可以把我们打倒呢？

肾病的治疗过程是折磨人的，但也是历练心智的。我们在疾病中，学会了忍耐，学会了珍惜，人生赤条条来去，不就为这一番经历么，经历痛苦贫贱也好，富足无忧也罢，一抔尘土，都会被掩埋。

希望，每一个小伙伴，纵有疾风起，人生不言弃！

6.4 为什么激素要在早上 7—8 点这个时间段服用？

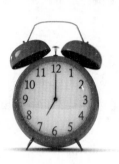

激素是肾内科的常用药，肾友常服用的激素为糖皮质激素，代表药物有泼尼松、泼尼松龙、甲泼尼龙这几种。

但您知道，为什么服用激素最好要在早上 7—8 点这个时间段吗？

其实我们人体本身也会分泌糖皮质激素，且人体分泌的糖皮质激素会受到昼夜节律的影响——随着白天与夜晚的更替，我们人体激素的分泌也会有升高和下降，并不是恒定不变的。

人体糖皮质激素分泌的高峰在早上 8—10 点，随后逐渐下降，到夜晚 12 点分泌最少。

为了配合人体的这种分泌节律，不打乱这个节奏，在使用糖皮质激素时，我们会告诉肾病患者应在早晨 7—8 点这个时间段一次性服用，这样可以大大减少和预防肾上腺皮质功能减退和皮质萎缩的不良后果。而长期不规范使用激素以及突然擅自停用激素，都可以引起肾上腺皮质功能不全等严重后果。

研究表明，如果是午夜，在人体糖皮质激素分泌最少的时候，给予患者糖皮质激素药物，即便剂量很小，到第二天人体糖皮质激素分泌高峰也会受到明显的抑制。

理论看不懂想不通没关系，肾友们记住关键的知识点了吗？如果用泼尼松、泼尼松龙、甲泼尼龙这类糖皮质激素药，应在早上 7—8 点一次性口服。

6.5 激素会导致股骨头坏死吗？

像风湿科、肾病科、呼吸科等，激素的应用非常广泛。而激素可能产生的副作用也不容小觑，其中股骨头坏死是激素最严重的副作用之一。

● 使用激素多久容易发生股骨头坏死？

一般来说，长期、大剂量激素，就有可能导致股骨头坏死。据一些文献研究，使用激素后最早可以在 3 个月时发生股骨头坏死，而半年到一年是发病高峰。

另外，长期过量饮酒、吸烟、肥胖也可以增加风险。

● 因为疾病不得不使用激素怎么办?

在不得不使用激素的情况下，我们患者应该了解股骨头坏死早期可能产生的症状，及时就诊。

因为股骨头坏死初期症状不明显，所以不太容易引起患者重视，往往可能错过了最佳的治疗时期。但越早发现，康复机会也越大。

通常股骨头坏死，会有哪些症状呢?

(1) 疼痛：最先出现的症状就是疼痛，髋关节周围（胯周围），还可以牵连着腹股沟、大腿内侧、屁股后面和膝内侧疼痛和麻木感，可以是间断疼痛，也可以是持续疼痛，走路活动后加重，休息时好些。

还有一种不典型的早期表现，异位性疼痛，不是髋关节，而是单独表现为其他部位疼痛，容易被误诊为关节炎或关节损伤，其实是股骨头坏死放射到该部位的症状。

(2) 跛行：早期出现间歇性跛行，走路一拐一拐。

(3) 功能障碍：髋关节往外展、往里收，往前、往后比较困难，下蹲困难，不敢盘腿或者盘腿不灵活，关节僵硬。

股骨头坏死ARCO分期						
分期	0	1	2	3（早期）	3（晚期）	4
影像所见	所有检查均正常或不能诊断	X线片、CT正常，但骨扫描或MRI有异常	无新月征! X线片异常：硬化，骨小梁缺失，局部囊变	新月征! X线片出现新月征和（或）股骨头关关节面变平，没有塌陷	X线片出现塌陷和（或）股骨头关节面变平	骨关节炎征象；关节间隙狭窄，髋臼改变，关节破坏
检查方法	X线片 CT 骨扫描 MRI	骨扫描 MRI 定量基于MRI	X线片 CT 骨扫描 MRI 定量基于MRI及X线片	X线片 CT 定量基于MRI	X线片 CT 定量基于MRI	X线片
部位	无	部位 内侧	中央	外侧		无
定量	无	定量 股骨头受累面积% 轻度A：< 15% 中度B：15% ~ 30% 重度C：> 30%	新月征长度 A：< 15% B：15% ~ 30% C：> 30%	股骨头表面塌陷面积及头面下沉 A：< 15%/2 mm B：15%~30%/2~4 mm C：> 30% > 4 mm		无

参考文献：中国医师协会骨科医师分会显微修复工作委员会,中国修复重建外科专业委员会骨缺损及骨坏死学组,中华医学会骨科分会显微修复学组.成人股骨头坏死临床诊疗指南(2016).中华骨科杂志.2016.36(15):1-6.

● **发生股骨头坏死，需要做哪些检查？**

发生股骨头坏死通常做 X 线、磁共振成像（MRI）、电子计算机断层扫描（CT）、骨扫描。

● **如何治疗？**

主要采用保守治疗和手术治疗，保守治疗主要用一些药物、牵引等方法。手术主要是两大类：保留关节只做修复或者直接换掉髋关节。选择保守治疗还是手术治疗，医生会根据相关分期和症状综合判断。

对于股骨头坏死 1、2 期，以及 3 期早期的患者，医生会根据患者的实际情况来选择保守治疗或者保留髋关节的手术。而对于股骨头坏死 3 期晚期、4 期，有股骨头明显塌陷，且疼痛症状明显的，医生可能会选择置换全髋关节手术。以前置换的髋关节也就十几年的使用寿命，年轻患者不得不面临二次手术，但随着技术的进步，现在的新材料能使用得更久，在实验室的测试中可达 30 ~ 50 年。而且，如果手术成功，基本不会留下残疾。

6.6 这些药物毒性强，为何肾内科医生还要用？

关于肾内科的治疗药物，肾友们会有一些疑惑：

为什么有的肾友要用很"猛"的药，而我没有？

为什么明明有些药物毒性那么强、副作用那么多，医生还要用？

这篇文章，希望为肾友们扫除心中的一些疑惑，对治疗药物做到心里有底。

● **肾病患者常用的经典药物**

肾病患者常用的经典药物大致可以分为三大类：

第一类：血管紧张素系统（RAS）阻滞剂（ACEI 和 ARB 类），也就是名字是 ** 普利或者是 ** 沙坦这类药。

第二类：糖皮质激素，我们常简称为激素，也就是泼尼松、泼尼松龙、甲泼尼龙这几种。

第三类：免疫抑制剂，常用的免疫抑制剂包括环磷酰胺、环孢素、吗替麦考酚酯（骁悉）、来氟米特、他克莫司、硫唑嘌呤这几种。

其实激素也算是一种免疫抑制剂，但因为作用机制不同，我们说免疫抑制剂

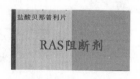

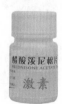

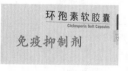

时通常不包括激素，把激素单独分为一类。

● 哪一类治疗药物副作用和毒性更大？

这三类药物，是有大量研究证实，可以对各类型肾病起到强大治疗效果的药物，当之无愧的肾内科三大类最闪耀的"明星"药物。

但是，这些药物发挥作用的同时，会伴随一些副作用和毒性。

总的来说，这三类药物，第一类药物，RAS 阻滞剂的副作用是相对最小的，在医生的指导下使用，长期使用顾虑并不多。

而第二类，激素长期、大剂量使用副作用较多，比如可引起免疫功能低下而出现感染、满月脸、血脂血压血糖升高、骨质疏松等。

而第三类免疫抑制剂，副作用和毒性都较大。和激素一样，除了可引起感染、代谢紊乱等副作用外，还会产生一定的毒性作用，包括对生殖系统、血液系统、肝、肾等各个系统、器官。不同的免疫抑制剂，它们对身体的毒性各有偏重，并不是每种毒副作用都有。

● 既然副作用强，为什么医生还要用？

了解了上面的基础知识，我们来说说为什么第三类药物，明知道副作用这么多，毒性又强，医生还要用？

这些副作用强的药物，一般用在肾病进展风险较大或对普通治疗无效的患者身上。

但是，肾病进展风险是否大？普通治疗是否无效？这需要专业肾内科医生来评估，切不可自作主张！

我们都知道，慢性肾病如果进展到晚期，就是尿毒症。我们的主要治疗目标是避免尿毒症发生，即便有的肾友避免不了，也尽量延缓进入透析阶段的时间。

而每个肾病患者，疾病凶险程度却全然不同。

这个怎么说呢？

例如一些病情轻、肾功能较好的肾病患者，可能只有轻微的血尿或蛋白尿，进展速度极其缓慢，患尿毒症风险并不大，甚至部分随着病程的延长，就完全自愈了。

而有的肾病患者，进展速度却非常快，如果没有及时得到有效治疗，可能几个月，或者几年的时间，就迅速发展为尿毒症。

虽然都是肾病，但不同患者的症状、疾病发展速度却全然不同，

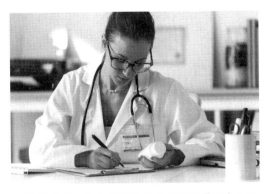

医生的考虑：这个药对我的患者而言是利大？还是弊大？

医生就得对不同患者的药物进行选择，要有利与弊的权衡。

对于有些进展速度缓慢的，我们可能用 RAS 阻滞剂这种副作用小的药物，就足以遏制住肾病的发展速度，很好保护肾功能，不需要再进一步用"猛"药，使用毒性强的药物，弊大于利。

而对于那些进展速度会很快的肾病，不得不去用那些毒性强的药物，像环磷酰胺、环孢素、他克莫司等等，它们药效强大，可以帮进展快速、普通治疗无效的肾病患者及时刹车，这时候使用利大于弊。

● 哪些肾友适合用这些毒性强的药物呢？

也就是说，通常用这些毒性强的免疫抑制剂的患者，医生考虑为普通治疗无效或者进展为尿毒症风险较大的肾友。

以下列举一些可能用到的类型，但不是全部，肾友需要根据自身情况遵医嘱服药：

（1）成人微小病变反复发作，对激素依赖、抵抗者。

（2）特发性局灶节段性肾小球硬化，表现为肾病综合征，蛋白尿 > 3.5g/d，激素抵抗者。

（3）原发性膜性肾病患者，6 个月观察期，使用 RAS 受体阻滞剂和降压达标情况下，24 小时尿蛋白仍然持续超过 4g/d，并且维持在基线水平的 50% 以上，无下降趋势者。

（4）原发性膜性肾病在 3 个月内，24 小时尿蛋白持续 > 8g/d，或者肾功能下降考虑为膜性肾病所致者。

（5）IgA 肾病和过敏性紫癜肾炎，表现为新月体型肾炎者，肾活检新月体比例大于 50%，伴有进行性肾功能下降者。

（6）狼疮性肾炎、寡免疫复合物局灶节段坏死性肾小球肾炎、抗中性粒细胞胞浆抗体（ANCA）相关小血管炎、抗肾小球基底膜（GBM）病肾炎。

对于以上疾病，医生如果加用毒性强的免疫抑制剂，是希望获得病情的缓解，尽量阻止病情快速进展为尿毒症。

● 对于这些药物，我们的预防措施

免疫抑制剂的副作用和毒性的发生通常跟药物使用的时间、剂量有很大关系，并不是一开始就发生，通常是使用时间长、累积剂量大了以后才出现。

因为已经有大量的临床试验做基础，因此具体有哪些副作用也比较清楚，针对不同副作用，可以做一些必要的预防工作。

（1）环磷酰胺的副作用：

a. 骨髓抑制，是否发生可通过检查血常规来判断，化验单上可表现为白细

胞、红细胞、血小板下降。这个副作用在用药后的 10 ~ 14 天最明显。

b. 恶心、呕吐、食欲变差，一般发生在静脉输液的患者中，停药几天后症状消失。

c. 出血性膀胱炎，症状有尿频、尿急、尿痛、尿血、尿灼热等，多发生在静脉输液的患者中（口服药物者较少发生），用药前后大量喝水，可以有效预防。

d. 生育功能受损，这是很多年轻未生育的患者使用环磷酰胺的一个顾虑，可表现为月经紊乱、精子少、无精。

环磷酰胺不能用于孕妇，可以导致胎儿死亡和畸形，会从乳汁中排泄，因此也不能用于哺乳期妇女。女性备孕前需要停用这个药物，男性患者备孕也不能使用。

e. 脱发、肝功能受损。

f. 致癌，如果环磷酰胺累积剂量大于 36g，可能诱发淋巴瘤和白血病。

使用这个药你需要关注自己的血常规、尿常规、肝功能等，多喝水，不要在晚上服用。

（2）环孢素的副作用：

a. 肾毒性。环孢素具有肾毒性，因此，使用环孢素期间，一定要监测肾功能，在治疗前建议查 2 次血肌酐，确定可靠的肌酐值，开始治疗的 1 个月，每周测一次肌酐，以后每个月测一次肌酐。环孢素的肾毒性跟剂量相关，大剂量长期使用、本身肾功能差、年纪大是引起肾毒性的危险因素。而小剂量使用，每天 1 ~ 1.5mg/kg，则很少发生肾毒性。

b. 肝功能问题：转氨酶、胆红素升高。

c. 血压升高。

d. 头疼、手足烧灼感、没力气，通常这些症状在使用 1 周内发生。

e. 恶心呕吐、食欲差。

f. 代谢异常：血脂、血糖、尿酸升高。

g. 高血钾、低血钙、低血镁。

h. 多毛、痤疮、皮疹、牙龈增生、可逆性月经失调。

监测项目：环孢素血药浓度、血压、肝肾功能、电解质、血脂、血尿酸、血糖等。

（3）吗替麦考酚酯（骁悉）的副作用：

a. 恶心、呕吐、胃出血、腹泻等。

b. 轻度贫血和血小板减少，如果身上无缘无故出现青紫、出血等现象，及时报告自己的医生。

c. 诱发和加重感染，因此一方面要注意保暖、不去人多的地方、规律作息、适当锻炼等增强体质来预防感染，另一方面，如果出现了感染要及时就医。

d. 诱发肿瘤、淋巴瘤、皮肤癌的发生率增加。因此，要减少日晒机会和时间、使用保护强度高的防晒霜、穿防晒衣等。

e. 转氨酶升高。

f. 吗替麦考酚酯没有生育方面的毒性，对年轻女性更为适合。但这个药可致怀孕妇女胎儿畸形和流产，女性备孕前要停药 6 周以上。

监测项目：血常规、肝功能、大便潜血等。

（4）来氟米特的副作用：

a. 恶心、呕吐、口腔溃疡、腹泻、转氨酶升高等。

b. 咳嗽、支气管炎、咽炎。

c. 背痛、体重减轻、乏力。

d. 脱发。

e. 皮疹、瘙痒。

监测项目：血常规、肝功能等。

（5）他克莫司（FK506）的副作用：

a. 肾功能减退：停药和减量后可逆转。

b. 头疼、嗜睡、震颤等精神症状。

c. 致癌：皮肤癌等恶性肿瘤发生风险增加。

d. 感染。

e. 血压升高。

f. 恶心呕吐、食欲差、腹泻。

g. 代谢异常：血脂、血糖、尿酸升高。

h. 高血钾、低血钙、低血镁。

监测项目：他克莫司血药浓度、血压、肝肾功能、电解质、血脂、血尿酸、血糖等。

（6）硫唑嘌呤的副作用：个体差异大，大部分都可以很好耐受，有的人表现为：

a. 骨髓抑制（解释同前）。

b. 恶心、呕吐、胃溃疡出血。

c. 感染。

d. 肝功能受损。

监测项目：血常规、肝功能、大便潜血等。

6.7 他克莫司，为什么要监测血药浓度？

他克莫司（FK506），是一种免疫抑制剂。在肾病患者中，主要用于治疗狼疮肾炎、膜性肾病、局灶节段性肾小球硬化、微小病变以及肾移植后抗排斥。

● 为什么要经常监测他克莫司血药浓度？

（1）保证药效：在使用免疫抑制剂治疗的过程中，药物得达到一定的浓度才能保证药效。一般原发性肾病综合征，他克莫司治疗浓度要求维持在 4 ~ 10ng/ml，不同病情对浓度的要求不一样，因此，会有差异。

（2）防止药物中毒：免疫抑制剂的有效浓度和中毒浓度之间的差距不大，他克莫司血药浓度大于 20ng/ml 时，肾毒性的发生率明显增加，亦可导致由于免疫力过低而引起感染。

浓度太低没效果，浓度太高又容易引起毒性反应，因此，经常监测血药浓度是必要的。

● 血药浓度太高可能有什么症状？

如震颤、头疼、腹泻、恶心、血压升高、情绪改变，也可发生电解质紊乱导致高血钾。

如果有这些不适症状，最好能及时告知医生，检查血药浓度。

● 血药浓度怎么查？

原则上是治疗后第一个月开始查，以后每个月需要监测。吃药后 12 小时空腹抽血。

● 有哪些药物可以影响他克莫司血药浓度？

药物	他克莫司浓度
五酯胶囊（主要成分五味子）	升高↑
西柚汁	升高↑
黄连素（又称小檗碱）	升高↑
地尔硫卓、硝苯地平、维拉帕米等钙通道阻滞剂	升高↑
酮康唑、氟康唑、伏立康唑等抗真菌药	升高↑
红霉素、克霉素、克拉霉素	升高↑
氯霉素	升高↑
甲硝唑	升高↑
林可霉素	升高↑
利托那韦	升高↑
达那唑	升高↑
利福平	降低↓
苯妥英	降低↓
碳酸氢钠	降低↓

6.8 再滥用奥美拉唑这类药，肾就保不住了！

质子泵抑制剂（PPI）是大众十分常用的一类"家庭常备药"，通过抑制胃酸分泌，来治疗消化道相关疾病。

提到"质子泵抑制剂"这个名字，大家可能不熟悉，但提起它的代表药物，肾友们不会感到陌生（如下图所示）：奥美拉唑、埃索美拉唑、泮托拉唑、兰索拉唑、雷贝拉唑……

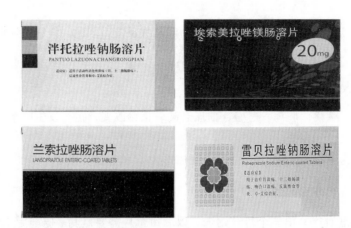

近年来，关于这类药损害肾的研究，不断升级。

最近，发表在著名肾病学医学期刊 *Kidney International* 杂志上的一份研究再添重磅证据。

● 滥用拉唑类，先摸摸肾！

研究人员分析了 14 万多名采用抑酸治疗的人，随访 5 年。

这 14 万人中，12 万多人使用的是质子泵抑制剂，另外 1 万多人使用的是另一种抑酸药，H2 受体阻滞剂（代表药物包括法莫替丁、西咪替丁、雷尼替丁等）。

以下为了方便大家区分，统一将质子泵抑制剂称为"拉唑类"；H2 受体阻滞剂称为"替丁类"。

研究结果：两组人，使用拉唑类的那组患者，发生慢性肾病、肾功能下降、血肌酐倍增、尿毒症的风险更高，且糖尿病、慢性阻塞性肺疾病、高脂血症和心血管疾病风险都要更高。

以往许多人考虑，由于拉唑类介导的急性肾损伤，而导致慢性肾病的各项风险增加。

但是，这项研究却告诉我们，即使服用拉唑类药物的患者，并没有观察到他们发生急性肾损伤。但已有肾病患者出现病情进展、肾功能下降，甚至尿毒症的风险，都是显著增加的。

另外，2014 年著名肾内科杂志 AJKD 上发表了一篇研究，显示对于药物间质性肾炎，质子泵抑制剂是仅次于抗生素的第二大诱因，占 14%。

● 这份研究对普通人的警示

鉴于以往研究中的分析，拉唑类药物使用的时间越长，伤肾可能性越大，这对大众长期滥用、超适应证使用这类药物，再次敲起了警钟。

在治疗消化性溃疡、消化道出血等消化科急重症上，目前拉唑类药物的地位无可撼动，十分重要。但是，它并不能作为一个普普通通，胃不舒服就可以随便吃的药。

根据美国的一项全民调查发现，由于拉唑类药物在药店可以任意购买，7.8% 的美国人在近 30 天内使用过 PPI，显然其中许多人，在超适应证、超疗程使用。

所以，吃它之前，先摸摸自己"默默抗议"的肾吧！

● 对肾友的启示

肾友们更要比一般人提高警惕，不可滥用这类药，更不可长期滥用。

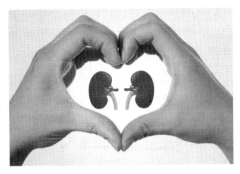

例如很多人在使用激素时，习惯性会吃上拉唑类药物，但根据目前的证据显示，这样的做法显然是不恰当的，我们不能忽视它对肾的损害。

如果没有其他引起溃疡的危险因素存在，对于服用激素引起胃部轻微不适者，可使用替丁类药物替代，虽然任何药物都不是绝对安全，但请尽量权衡利弊使用。

6.9 中药肾损害清单

众所周知，中草药是祖国医学的宝贵财富，在许多疾病的治疗中有较好的疗效。在国内，中药治疗肾病也很普遍。

然而很多人都认为"中药的副作用少，甚至无副作用，可长期使用"，这样的观念导致有些人盲目使用中药。

"肾上线"医生团将近年来报道的中药肾损害清单列举如下。

第一类：植物类中药

雷公藤、山慈姑、草乌、川乌、秋水仙、马钱子、乌头、厚朴、青木香、天仙藤、寻骨风、关木通、广防己、朱砂莲、泽泻、使君子、益母草、苍耳子、苦楝皮、天花粉、牵牛子、金樱根、土贝母、土荆芥、土牛膝、土三七、贯众、巴豆、鸦胆子、白头翁、芦荟、马桑果、丢了棒、罂粟壳、白花丹、蓖麻子、松节、桂皮、北豆根、棉花籽等。

第二类：动物类中药

鱼胆、海马、蜈蚣、蛇毒、斑蝥。

第三类：矿物类中药

含砷类（砒霜、雄黄、红帆）、含汞类（朱砂、升汞、轻粉）、含铅类（铅丹）和其他矿物类（明矾）等。

那是不是只要是可能有肾损害的中药都不能用了？

任何药物，用得好可以治人，用不好会害人，中药也是这样。

我们上述提到的很多药物在众多领域中都有应用，像砒霜这类毒性很强的药物，在血液病急性早幼粒细胞白血病的治疗中，取得了很好的效果。

"肾上线"医生团主要是想告诉大家：中药并不是通常认为的无毒无害，上述列举的药物有的毒性大，有的在安全剂量范围内毒性小。不同药物有不同的安全剂量范围、使用疗程，也有特殊的减毒炮制方法，更有药物的适应证。这些都需要有一个好的临床中医大夫来把关，盲目使用中药，特别是偏方，并不可取。

目前有许多江湖医师打着偏方、验方的旗号去治疗肾病，迎合许多慢性肾病患者急于治愈的心理，不仅不能解决患者的痛苦，反而加重肾损害，甚至导致尿毒症的发生。

那么，当使用这些有潜在肾毒性的药物时需要注意什么？

（1）本身已有肾功能损伤者，使用肾毒性药物时需要谨慎。

（2）一旦服药后出现过敏反应，如发热、皮疹、外周嗜酸性粒细胞增高等表现，及时停用可疑药物。

（3）多种肾毒性药物联合使用时，密切监测肾功能相关指标的变化。

（4）长期使用或者大剂量使用肾毒性药物，请务必监测肾功能。

6.10 中草药肾损害——马兜铃酸肾病，吃中药前必须了解的事！

20世纪90年代初，比利时的一个减肥诊所发生了一件非常奇怪的事情。一批健康女性出现肾炎，而且迅速发展成了为肾衰竭。这间诊所已经经营多年，从未出现这样的状况，到底发生了什么？

经过大量调查，最终发现了这些女性的共同点：她们都在使用这家诊所里的"减肥中药秘方"。

而秘方里有一味药：广防己。广防己是一味常见中药材，但偏偏这味中药材引起了大事。

1 年内使得 81 个人出现肾损害，这些减肥女性的血肌酐，较未服药前升高好几倍，后来有的患者还因此进行了肾移植。

这下一下子就炸开了，矛头直指中草药，中草药不是天然无毒吗？

之后，陆陆续续出现其他相关研究和报道，大家发现，引起肾损害的相当一部分中草药，含有一种叫马兜铃酸的成分，肾毒性很强，于是，学术界就把这类定义为马兜铃酸肾病。而广防己就是其中之一。

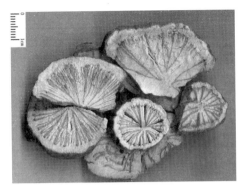

广防己

那你一定好奇了，有哪些我们常用的中草药有这个成分呢？

中成药：冠心苏合丸、龙胆泻肝丸、八正合丸、排石冲剂、甘露消毒丹、妇科分清丸、耳聋丸、跌打丸、导赤丸、大黄清胃丸、当归四逆丸、十香返生丸、济生结核丸。

常入药的成分：马兜铃、青木香、广防己、关木通、细辛、朱砂莲、寻骨风、杜衡。

不管是短期大剂量使用，还是长期小剂量使用，含马兜铃酸的中草药，都可以导致明显的肾损害。特别是长期小剂量使用可导致慢性马兜铃酸肾病，这种情况即使发现并停药后，患者肾功能仍然会持续恶化。

因此，记住上述药物，不应该大剂量使用，小剂量长期使用也不行。

6.11 这些感冒药常常吃？我们却不知道潜在危害！

药物通过肝、肾代谢，因此肝、肾容易被各种药物损伤。

专业的肾内科医生用药都是比较谨慎的，也常常叮嘱患者不要自己乱用药。

但是每年依旧有很多新发药物性肾损伤。下面以比较容易滥用的感冒药为例，介绍药物潜在的危害。

我们先来看一张表格，里面是我们常用的感冒药及成分。

以下列举的药物，是我们常吃的感冒药，成分都差不多，基本都含有解热镇痛药成分，用得最多的是对乙酰氨基酚（扑热息痛）。

作为非处方类药，可以随意买到，一有感冒头痛就来几粒，有时一种不够，买 2 ~ 3 种同时使用，这样很容易一不小心过量服用。

而这些药物副作用中最不容忽视的副作用是对肝、肾的损伤，特别是因为不知道药物成分，几种感冒药一起吃，副作用明显增加。2007 年，美国疾病防控中心报

常用的感冒药及成分

药品名	成分
扑感敏	对乙酰氨基酚、马来酸氯苯那敏、氨基比林、咖啡因
力克舒	对乙酰氨基酚、盐酸麻黄碱、氢溴酸右美沙芬、马来酸氯苯那敏、咖啡因、消炎酶
奇星复方感冒片	对乙酰氨基酚、马来酸氯苯那敏、咖啡因、中药成分
999感冒灵胶囊	马来酸氯苯那敏、对乙酰氨基酚、咖啡因、中药成分
雷登泰	盐酸伪麻黄碱、氢溴酸右美沙芬、愈创木酚、甘油醚
感速宁片	盐酸金刚烷胺、对乙酰氨基酚
散利痛	对乙酰氨基酚、异丙氨替比林、咖啡因
幸福科达林	对乙酰氨基酚、马来酸氯苯那敏、咖啡因、去氧肾上腺素
达诺	对乙酰氨基酚、马来酸氯苯那敏、氢溴酸右美沙芬（日片）对乙酰氨基酚、盐酸伪麻黄碱，盐酸苯海拉明（夜片）
联邦菲迪乐	对乙酰氨基酚、水杨酰胺、咖啡因、盐酸伪麻黄碱
丽珠感乐	对乙酰氨基酚、盐酸伪麻黄碱、特非那丁

道的 1600 例急性肝衰竭，头号原因就是对乙酰氨基酚中毒。

● 普通人群应用感冒药应注意

（1）用药前请务必看清楚药物成分，确保只用一种含对乙酰氨基酚的药物。

（2）即便是中成药，也请看清楚成分，很多中成药混有对乙酰氨基酚，如维 C 银翘片、感冒灵颗粒等。

（3）非缓释片用药时间至少间隔 4 小时，一天累计量不超过 2g。

（4）对乙酰氨基酚用于解热时，连续使用不超过 3 天。

（5）给孩子选择感冒药时最好经过医生确定用量。

（6）酗酒者慎用，服药前后不要喝酒。

（7）孕妇及哺乳期妇女禁用。

不要认为感冒药是非处方药，可以随便吃，更不能为了好得快而几种感冒药一起吃！

● 肾病患者一般避免使用含解热镇痛药的感冒药

临床上经常有滥用感冒药而出现急性肾损伤甚至肾衰竭的病例。

我们比较常用的药物中很多含有对乙酰氨基酚（扑热息痛）、双氯酚酸钠、布洛芬、阿司匹林，这些都是解热镇痛药，具有不同程度的肝肾毒性，可能导致肝肾功能损伤，肾病患者用感冒药前应该看清楚成分，一般尽量避免使用含这类成分的感冒药。

一感冒就吃这些药的习惯尽量改了吧！如果不清楚情况，应该咨询一下正规的医生，不可大意，切记切记！

6.12 六味地黄丸，能随便用来"补肾"吗？

前几天一个患者和我说："医生，我想吃点六味地黄丸？"

我问他为什么，他说："听说六味地黄丸补肾，我想补补。"

想必很多人都有这样的误解，有病没病最好吃点药来补补。

但是医生一般会反复强调药不能乱吃，特别是有肝病、肾病的患者。肝、肾是我们代谢药物的器官，对于肾友们来说，不要老想着靠吃各种药来补肾，花了冤枉钱不说，补肾不成反而伤肾！

肾病用药提倡精简，可吃可不吃的就不吃了，不该吃的绝不能吃！

六味地黄丸处方来源于宋代太医钱乙的《小儿药证直诀》，由《金匮要略》的八味肾气丸减去桂枝、附子二味变化而来。一开始是儿科用药，到了明代开始用它来给成人补肾，现在却被当成了补肾壮阳的保健品。

2013 年全国药品副作用监测网络，共收到国家基本药物的副作用 / 事件报告 53 万例，排名前五位的品种之一就有六味地黄丸。虽然是老祖宗留下的经典，但不加辨证，成了人人都用的补药可见是不合适的。

六味地黄丸的成分是熟地黄、山茱萸、山药、泽泻、牡丹皮、茯苓。

其中泽泻的肾毒性很多研究都有报道。泽泻在动物实验中，显示出能使鼠的肝出现混浊肿胀和玻璃样变性，肾小管、肾间质受到损害。

因此，在此提醒各位，市面上的各种补肾强肾药，肾友们一定要慎之又慎，因为我们的肾已经比健康人脆弱，自己就不要再给它添麻烦了！

君不见，古代那些练仙丹吃仙丹力图长寿的皇亲国戚，多少人最后因重金属中毒而送命的！切记切记，药不乱吃！

6.13 饮食都没控制，使用复方 α 酮酸有什么用！

低蛋白饮食已被许多临床试验证实是延缓慢性肾病进展的方法之一，一般建议慢性肾病 3 ~ 5 期尚未进入透析的患者，将蛋白质的摄入量控制在每天 0.6 ~ 0.8g/kg。也就是说如果一名体重 50 公斤肾友，每天摄入的总蛋白质的量在 30 ~ 40g。

但临床中，过低的蛋白质摄入量，又会导致患者营养不良，死亡风险增加，所以在进行极低蛋白饮食，蛋白质摄入量每天在 0.4g/kg 时，医生加用复方 α 酮酸来提高患者的营养状况。

目前一些分析研究认为：极低蛋白饮食配合酮酸治疗对延缓肾功能下降有益，可能延缓肾功能下降的同时保证患者的营养状态。

但问题是，很多肾功能不全患者使用复方 α 酮酸的时候，根本就没有控制饮食，根本没有限制过蛋白质的摄入量，甚至完全根本不知道什么是低蛋白饮食，这种情况下用酮酸片也就起不到疗效，纯粹是浪费钱。

发表在肾病著名医学期刊 JASN 杂志上的一篇文章（如下图所示），结果提示可能在蛋白质摄入量相当低的的前提下，使用 α- 酮酸才能见效。可能是因为只有当蛋白质摄入量相当低时，机体才能将整个代谢情况加以改变，此时才可能有效地利用体内积聚的氮类合成新的蛋白质，使血尿素氮下降。

J Am Soc Nephrol 10:2426-2439,1999

Dietary Protein Restriction and the Progression of Chronic Renal Disease: What Have All of the Results of the MDRD Study Shown?

目前相关的临床研究也是在低蛋白饮食的前提下开展的！如果，你正在使用 α-酮酸，却没有控制过自己的饮食，那请不要把钱浪费在这里，用在更有用的地方！

6.14 到底百令胶囊、金水宝对肾病患者有没有用？

百令胶囊、金水宝胶囊是一类药，都是由天然虫草菌株发酵得到的"人工虫草制剂"，在中国肾内科应用广泛。

有的患者说吃了感觉有点用，有的则说一点作用也没有。到底对肾病患者而言有没有用？好像谁也说不清楚。

下面"肾上线"医生团为大家一解心中疑惑！

天然的冬虫夏草，跟人参、鹿茸齐名，被称为中国名贵中药材的"三宝"！

冬虫夏草是由一种植物真菌寄生在一种幼虫身上形成的"神奇复合体"。由于分

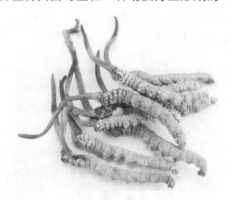

冬虫夏草

布地区狭窄、自然寄生率低、生存环境苛刻，再加上人们过度的挖掘和生态环境的破坏，天然的冬虫夏草已是"濒危"中药材。

因此，市面上就出现了各种由人工培养的冬虫夏草品牌。

除了肾病患者常用的百令胶囊、金水宝胶囊，还有至灵胶囊、宁心宝胶囊、心肝宝胶囊等这几种（如下图所示）。

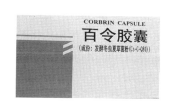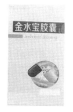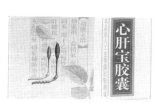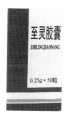

● 对肾病有没有用？

大部分肾病患者和医生都接触过关于百令和金水宝这类虫草制剂的宣传广告或者文章，一般都宣称可以"改善营养不良，延缓肾功能下降，降低尿蛋白"。

如果单看这些宣传文案，百令胶囊、金水宝简直是肾内科全能小神药！

但比较遗憾的是，纵观国内外有关百令胶囊、金水宝这类虫草药物的研究，支持这些结论的研究，文献质量基本都不高，样本量少，实验设计不严谨，缺乏对患者的长期观察。

综合而言，这些降低尿蛋白、延缓肾功能进展的说法，靠谱的没有几个，整体可信度低！

因此，要回答百令胶囊、金水宝对肾病患者是否有用？有多大用？就目前的研究结果，其实很难回答，还需等待更严谨的临床研究结果证实。

● 肾友还吃不吃？

对于这个问题，很多医生一贯的想法和做法是："反正没什么害处，有没有用不知道，那就试试吧！如果患者坚持要用，也不阻拦！"

从临床效果上看，虽然降低尿蛋白、保护肾功能这些作用无法令人满意，但不少肾友反映，百令胶囊、金水宝对于预防感冒还是有一定作用的。

因此，对于不差钱，又经常感冒的肾友，可以试试，但别期待它能明显延缓肾功能下降。

此外，一些病情不严重，但是不吃点儿药就觉得很焦虑，经济条件允许的肾病患者，也可以作为安慰自己的药（安慰剂）来用。

当然，如果肾友经济条件紧张，那不吃也没什么好遗憾的，把钱留在最需要的地方。

　　如果服用百令或者金水宝后出现"上火"的症状，如口唇发红、咽干舌燥、喉咙疼痛、口角溃烂等，就不适合继续服用了。

7 关于几种常见类型的肾病

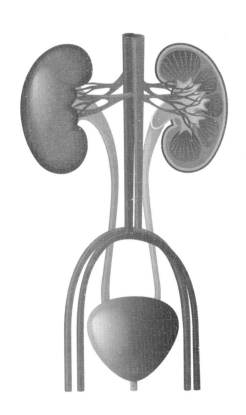

7.1 IgA 肾病的预后如何？

IgA 肾病是最常见的一种慢性肾炎类型，80% 的患者是青壮年发病，确诊必须依靠肾穿刺。

不同类型的 IgA 肾病患者，发现时的临床指标、对治疗的反应，以及病理表现差异巨大，因此，疾病结局差异也很大。轻的仅仅表现为单纯血尿，长期预后好；严重的可以表现为急进性肾炎，快速进展至终末期肾衰竭。

今天，我们来了解一下 IgA 肾病的预后如何。

● 哪些临床指标提示肾功能进展风险？

（1）持续（大于半年）24 小时尿蛋白定量 > 1g：多项研究认为，24 小时尿蛋白 < 1g 的患者，疾病进展速度远低于蛋白尿大于 1g 的患者。

有关预后，24 小时尿蛋白在 0.5 ～ 1g 和 0.5g 以下的病例之间的比较还有争议，国内一般要求，24 小时尿蛋白 < 0.5g 才更安全。

（2）诊断时的血肌酐：目前一项大型研究认为，发病时血肌酐 > 111μmol/L，随访 7 年，累积进入终末期肾衰竭的概率 > 26%；而发病时血肌酐 < 111μmol/L，7 年内进入终末期肾衰竭的概率要 < 3%。

发病时血肌酐已经升高提示预后不佳。

（3）发病时血压高，或者血压升高 30mmHg：研究认为，IgA 肾病发病时血压高于 140/90mmHg，或者血压较发病前升高 30mmHg，均为预后不良因素，在一项观察 10 ～ 20 年的随访研究中，血压升高者比血压正常者，透析或者死亡的累积概率升高 5 ～ 7 倍。

这是因为，发病时血压高一般提示患者的病理分型更严重。

● 病理能有什么提示？

目前临床应用最广的病理分型是牛津分型，可以对照自己的穿刺病理学习一下。

M 代表系膜增生；S 代表节段硬化；E 代表内皮细胞增生；T 代表肾小管萎缩和间质纤维化，C 代表新月体。M 有 0 分、1 分、2 分和 3 分，T 和 C 有 0 分、1 分、2 分，其余 E、S 都是 0 分和 1 分。

牛津分型中对预后提示最强的指标是 T 和 C，也就是肾小管间质病变和新月体，分数越高，一般提示预后越差。

E 被认为是和预后关系最弱的指标。

S 和 M 能不能作为判断预后的独立因素还有争议，因此还需要结合临床指标。

整体来说，更严重的病理分型提示临床指标和治疗反应更差。

因此，综合临床指标和病理类型可以对预后有初步的判断。

总的来说，IgA 肾病尿蛋白持续 < 0.5g，血压正常，肌酐正常，病理病变轻的

患者，肾衰竭的发生风险较低。而持续尿蛋白 > 1g，治疗反应差，肌酐升高，血压高，则提示肾衰竭发生风险高。

7.2 IgA 肾病发生肉眼血尿该怎么办？

发生黏膜感染后，如感冒、扁桃体炎、急性肠胃炎，肾友开始出现肉眼血尿，持续 1 ~ 3 天后自发缓解，这是 IgA 肾病的一个典型发病表现。

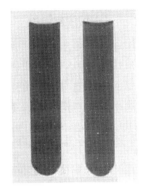

因为尿的颜色非常吓人，呈现洗肉水色或者浓茶色，而且通常这样的发作次数不只一次，每当上呼吸道、肠道出现这些感染后，都可能会伴有肉眼血尿反复发作。

因此，这样的情况会使得肾友心里感到异常焦虑和害怕。

那么，对待肉眼血尿，肾友该怎么处理呢？

● 肉眼血尿的处理

发作肉眼血尿很吓人，但肾友第一件事情不应是焦虑和害怕。

而是去正规医院肾内科检查！

你肯定会骂我们了："还用你说，我当然知道去医院啦！"

请大家注意措辞，正规医院肾内科。因为肉眼血尿吓人，很容易病急乱投医，让骗子医院有机可乘；或者自己吓得乱吃药，在什么都不懂的情况下使用一些肾毒性药物，再给肾一个打击，在这一点上，肾友一定要有所觉悟，不能乱投医，也不要自己乱服药！而是寻求专业医生的帮助。

● 通常医生会给肾友哪些处理呢？

对待肉眼血尿，医生通常会有如下处理：

（1）控制感染：因为肉眼血尿通常是由于感染诱发，因此，积极控制感染灶是第一原则。找到感染灶的位置，对症下药。

（2）碱化尿液：肉眼血尿期间，尿红细胞增多，碳酸氢钠（小苏打）可碱化尿液，避免红细胞太多堵塞肾小管。

（3）复查肾功能：医生会监测肾功能变化，判断有没有血肌酐升高的情况。绝大多数患者肉眼血尿发作时，不会伴有血肌酐变化。只要肾功能是平稳的，肉眼血尿持续 1 ~ 3 天会自行消失，蛋白尿也会慢慢恢复到原来水平。但也有一少部分肾友肉眼血尿发作时，会伴随急性肾损伤，血肌酐突然升高明显，这种情况并不常见，处理起来更为复杂。

● **患者自己在肉眼血尿期间该怎么配合?**

（1）大量喝水：大量喝水可稀释尿液，避免红细胞堵塞肾小管。

（2）多休息：有的患者、会有腰酸的症状，多平躺休息有助于改善症状，尽早恢复。

（3）心态平和、不要害怕：很多研究都观察到，肉眼血尿发作不意味着病情严重、无可救药，反而在病程中，有反复发作肉眼血尿病史的 IgA 肾病患者，病情往往相对更轻，预后更好。

（4）相信自己的医生，不自行乱用药：就诊中不要对医生有抵触情绪，配合好医生，双方相处融洽更有利于病情恢复。不要自作主张，擅自用药。

● **还有什么要交代的吗**

关于扁桃体炎的患者，在感染急性期过去后，该不该切扁桃体，切了是不是一定对病情有好处？有关这个问题，目前学术界还有争议，研究结论并不一致。

通常的建议是，如果 IgA 肾病患者反复发作细菌性扁桃体炎，并且一发作，病情就出现反复，这样的情况可以考虑切除。还有一种情况是，双侧扁桃体重度肿大，造成呼吸困难，影响血压控制，也需切除扁桃体。

最后，希望大家通过均衡饮食、适当锻炼、规律作息、心态平和来增强体质，减少感染发作次数，这才是根本。以上处理都是对症的，预防感染才是王道！

7.3 IgA 肾病蛋白尿缓解后如何预防复发？

IgA 肾病缓解是指蛋白尿缓解，血压控制到目标范围（130/80mmHg 以下）且稳定，血肌酐稳定。

对于 IgA 肾病蛋白尿控制到什么程度才能算缓解，不同国家的研究不太一样。加拿大研究认为 IgA 肾病患者的尿蛋白持续低于 1g/d，疾病不再进展；欧洲国家研究认为尿蛋白 < 0.3g/d 为蛋白尿缓解。我国的研究数据显示，蛋白尿持续低于 0.5g/d，肾衰竭可以更好地避免，算缓解。

那么，临床上已经达到缓解的肾友，如何才能更好地避免复发，下面列出最重要的几个原则。

● **持续的降压药治疗**

普利类和沙坦类降压药，能够起到降低尿蛋白、保护肾功能的作用，是 IgA 肾病治疗中，非常重要的药物，蛋白尿缓解后仍然要继续使用。

因为不到 10% 的 IgA 肾病患者停药后尿蛋白不反弹，也就是大家说的"彻底治愈"，因此其他大部分肾友，建议长期使用。

普利类和沙坦类降压药相比，降低尿蛋白的效果没有太大区别，选用哪一类根据自身耐受情况和经济条件选择。

● 减少感染

感染可以诱发和加重肾病，因此，减少感染是非常重要的。对于一些能诱发肾病加重的感染灶要及时治疗，如牙周炎、扁桃体炎、妇科炎症、肛门周围感染等。

为了减少感染，平时要增强体育锻炼，心理上不能总依赖保健品。体育锻炼使人充满活力，精神饱满，睡眠也好，体质才能更好。

很多人自从知道自己生病后就心灰意冷，活动得少，长此以往肌肉、关节和骨骼的功能越来越低，身体越来越虚弱，反过来又使活动耐力降低，形成恶性循环。

● 不要过度劳累

作息规律，保证充足的优质睡眠，不要太劳累（当然，体育锻炼不增加风险）。

● 避免乱用药

大部分药物经过肾代谢，弄不好就容易伤肾。肾病缓解后，仍需要警惕药物性肾损伤，药不能乱吃。不确定所服用药物是否有风险时，最好咨询专业肾内科医生后再决定。

● 坚持低盐饮食

高盐饮食短期就可以导致蛋白尿反弹，因此，建议日常生活中保持低盐饮食的习惯。

肾内科营养师推荐肾病患者一天摄入的盐不要超过 6g。不建议使用食盐替代品。

7.4 IgA 肾病患者需要用鱼油吗？

全球最权威的肾病指南 KDIGO 指南提出了关于 IgA 肾病使用鱼油的建议：

（1）指南制定的背景：鱼油添加品已经显示出对心血管的益处，包括降低收缩压、降低甘油三酯、减小静息心率、改善内皮功能，以及降低冠心病患者的猝死风险。目前已有几个随机对照研究评估了鱼油对于 IgA 肾病的疗效。

（2）结论：IgA 肾病患者应用鱼油添加剂的研究结论并不一致，然而考虑到鱼油添加剂危险性小且可能对心血管病有益，因此，可认为使用鱼油是一种安全的治疗方案。

● **鱼油对 IgA 肾病有用吗?**

我们目前已有的研究,关于鱼油对 IgA 肾病到底有没有好处,观点不一致,有的研究证实有用,能降低尿蛋白,延缓肾功能。但有的研究提出没有以上功能。

指南是靠证据提出建议的,但是这些研究证据的级别都不能算高,所以指南没有强烈建议大家去用鱼油治病。

但是考虑到鱼油比较安全,没有明显副作用,可能还对心血管方面有益处,因此,如果经济条件许可,目前蛋白尿控制得不好的 IgA 肾病患者,可以试一试。

● **剂量是多少?**

指南建议的鱼油使用剂量主要是来源于下面这篇研究。

这是肾病领域权威杂志 JASN 上的一篇研究结果(如下图所示),分析了高剂量和低剂量鱼油,发现两者之间肾功能下降速度是差不多的,因此,没有推荐 IgA 肾病患者使用高剂量的鱼油,目前认为低剂量的鱼油就可以了。

A Randomized Trial of High-Dose compared with Low-Dose Omega-3 Fatty Acids in severe IgA Nephropathy

据此,指南推荐的鱼油剂量每天是 3.3g(EPA1.9 g、DHA1.4 g)。

一般市面上的鱼油成分一粒鱼油大约含 EPA180mg、DHA120mg。也就是说,满足 3.3g 的要求,一天总共需要用 12 粒。如果您的鱼油含量不是这样,那么需要另外计算。

7.5 IgA 肾病患者能否怀孕?会加重病情吗?

IgA 肾病起病时间主要集中在 20 ~ 30 岁,这也是女性患者准备结婚生子的年纪。能不能怀孕?孩子会不会健康?怀孕后病情会不会加重?都是大家很关心的问题。

这方面临床研究并不多,"肾上线"医生团根据目前已有的几项相关研究,为大家做具体论述。

如果想要怀孕,先回答以下几个问题

(1)目前肾功能正常吗?

(2)血压 < 140/90mmHg 吗?

(3)尿蛋白停药后能在 1g 左右,甚至是 1g 以下吗?

如果以上 3 个问题都能回答——是！那么，可以考虑怀孕。

北京大学第一医院吕继成教授等发表在肾内科权威杂志 AJKD 上的一篇研究。

AJKD

Original Investigation

Risk Factors for Pregnancy Outcomes in Patients With IgA Nephropathy: A Matched Cohort Study

该研究分析了北大医院 62 例 IgA 肾病患者的 69 次怀孕，研究结果证实：对于肾功能 1 ~ 2 期的 IgA 肾病患者，可以考虑妊娠，且相比于没有怀孕的 IgA 肾病患者，怀孕并没有增加肾功能减退的风险。但怀孕期间的平均尿蛋白水平与婴儿出生体重显示出线性关系，尿蛋白水平越高、胎儿低体重风险越大。

国际上的多项研究同样也表明，肾功能相对正常的 IgA 肾病患者怀孕，没有导致肾功能减退的进展。

那么，如果没有达标，强行怀孕、意外怀孕可以吗？

中华肾脏病杂志2016年9月第32卷第9期　Chin J Nephrol，September 2016，Vol.32，No. 9

IgA肾病患者妊娠：20年回顾性分析

北京协和医院发表在《中华肾脏病杂志》上的一个研究，纳入研究中的患者，怀孕前血压控制不佳、尿蛋白控制不佳、肾功能已有明显下降（估算肾小球滤过率低于 60ml/min）、Lee 氏分级Ⅳ级、Ⅴ级（肾小管及间质严重多灶性萎缩和纤维化），发生妊娠高血压综合征、肾功能下降、胎儿低体重、胎儿死亡等疾病的风险均明显增加。

因此，不符合条件执意怀孕，意味着母亲和孩子都会面临更大的风险。

所以，怀孕前，请一定要找专业肾内科医生评估。

怀孕对正常女性而言，也是一件有风险的事。而肾病患者怀孕，无疑又多了一层风险。事实上，我们有很多女性肾病患者，在医生指导下生产下健康的宝宝，自己的病情也没有加重。

但总是能遇到一些缺乏健康意识的患者，一些可能致畸的药物也没有停用，如沙坦类和普利类药物、骁悉，也不清楚自己的蛋白尿、血压情况，这样对宝宝和自己都是不负责的，不可取。

因此，对于想要怀孕的 IgA 肾病患者，"肾上线"医生团提醒大家：在怀孕之前，请一定要找专业肾内科医生评估！良好的依从性是成功生下健康宝宝的前提。

7.6 膜性肾病的预后如何？

膜性肾病，是导致成人肾病综合征最常见的疾病类型之一。

肾病综合征是一组临床表现，并不是独立的病名，只要是符合大量蛋白尿（24小时定量 > 3.5g/d）、低蛋白血症（人血白蛋白 < 30g/L）这两个条件，就可以称为肾病综合征，肾病综合征常常还会伴有血脂高、水肿等其他表现。

很多疾病类型，比如微小病变、糖尿病肾病、局灶节段性肾小球硬化（FSGS）等，都可以引发肾病综合征。根据数据统计，成人肾病综合征里，3 个行肾穿刺的患者中有 1 个穿刺结果是膜性肾病。

成人一般是原发性的（又叫特发性），也就是排除了继发因素，原发性膜性肾病约占所有膜性肾病的 75%。

而 80% 的原发性膜性肾病以肾病综合征起病，其余的表现为非肾病水平蛋白尿（< 3.5g/d）。

我们一起来看看原发性膜性肾病，有哪些因素影响它的预后？

● 临床指标

临床上提示膜性肾病会出现进行性恶化的指标主要有：

（1）发病时年龄较大（> 50 岁）。

（2）男性。

（3）持续的肾病水平蛋白尿（> 3.5g/d），特别是尿蛋白 > 8g/d。

（4）发病时血肌酐已经升高。

● 病理

肾穿刺组织学的发现，通常被当作预后的重要预测因子。当膜性肾病患者病理中可见严重间质纤维化和肾小管萎缩病变，提示患者预后较差。

因为更明显的肾小管间质损伤，通常与高龄、高平均动脉压、低肌酐清除率有关。尽管肾小管间质损伤与肾寿命的下降有关，但是无法独立于基线临床指标预测，也就是说病理需要结合临床指标，不能单独作为预后的判断指标。

● 治疗反应

膜性肾病完全缓解：尿蛋白 < 0.3g/d（间隔至少一周 2 次达到标准），人血白蛋白正常，肌酐正常。

部分缓解：尿蛋白减少大于 50% 的同时，尿蛋白维持在 0.3 ~ 3.5g（间隔至少一周 2 次达到标准），且人血白蛋白正常或改善，肌酐稳定。

即使不治疗或者采用保守治疗，5% ~ 30% 的患者会在 5 年内完全缓解（自愈）；25% ~ 40% 的患者 5 年内会部分缓解（24 小时尿蛋白定量 < 2g/d）。

有一项对不进行治疗的 37 个膜性肾病患者，进行 5 年左右的随访研究表明，这 37 人中 65% 完全缓解或者部分缓解，16% 进展至终末期肾衰竭。

因为膜性肾病有自发缓解的倾向，医生通过对不同患者的风险预测，会选择出中低风险的患者，在观察期内（一般是 6 个月，有些情况会延长观察期）用保守治疗，也就是只用 RAS 阻断剂（普利类和沙坦类药物）、降脂药等，而不选择激素和免疫抑制剂。

而对于有肾功能进展高度风险的患者，选择积极的治疗方式（激素和免疫抑制剂）而不是保守治疗。

对于膜性肾病来说，不管是自发缓解，还是药物诱导的缓解，只要能缓解，都预示着好的预后。

在完全缓解的患者中，没有人因为膜性肾病进入终末期肾衰竭（临床中存在使用某些肾毒性药等意外原因，导致肾衰竭）。部分缓解也大大降低终末期肾衰竭的风险。而持续不缓解的患者，约一半的人会在几年后进入终末期肾衰竭。

7.7 微小病变的预后如何？

微小病变是儿童肾病综合征最常见的类型，儿童一般在临床怀疑为微小病变时就开始使用激素，不用肾穿。但是对于成人肾病综合征，微小病变的概率为 10% ～ 25%，所以成人最好是肾穿刺证实以后再进行激素治疗。

微小病变患者完全缓解是指尿蛋白 < 0.3g，人血白蛋白 > 35g/L，肌酐正常。

儿童微小病变患者缓解非常快，一半的孩子在 2 周内缓解，基本所有的孩子可以在 8 周内缓解。儿童 8 周不缓解提示激素抵抗，可能不是微小病变，而是其他病理，需要进行肾穿刺明确。

获得缓解后很多孩子会出现一次或者多次复发。早期复发预示着将频繁复发。但多数复发的病例仍然对激素有效果，肾功能正常，长期预后好。

成人微小病变缓解要慢一些，大概 1/4 的患者在足量激素后 3 ～ 4 个月才起效，如果成人足量激素治疗 16 周仍然不缓解，叫激素抵抗，大概 5% ～ 10% 的成人会出现这种情况。出现激素抵抗，需要考虑是不是病理没有发现局灶性节段性肾小球硬化（FSGS），因为 FSGS 是局部病变的，可以仔细再看看原来的病理切片，如果切片找不到证据，需要再次进行肾活检，FSGS 的预后没有微小病变好。

激素抵抗还有可能是由治疗不规范造成的，没有足量评价 16 周，或者使用了一些药物影响了激素发挥作用。

微小病变的总体预后如何？

只有出现激素抵抗才有可能进入终末期肾衰竭，肾病综合征持续不缓解预示着肾衰竭风险大，因此，一旦确定了激素抵抗就应该使用其他的药物。

获得缓解和维持缓解都能保持良好的远期预后。

微小病变只有在肾病综合征发作的时候才会出现血肌酐水平的波动，成人中80%会出现这种情况，有的甚至出现急性肾损伤，严重的需要透析。但是随着蛋白尿缓解，血肌酐水平也会恢复。

另外，还有5% ~ 10%的成人微小病变患者会自发缓解，也就是自愈，原因目前尚不清楚。

7.8 影响特发性局灶节段性肾小球硬化（FSGS）预后的因素

特发性（也可以称原发性），指的是排除了继发因素；继发性是指继发于其他疾病。

局灶节段性肾小球硬化，以下简称FSGS，是肾病类型中的一种，分为特发性和继发性，今天我们讲讲影响特发性FSGS预后的因素。

● 蛋白尿

蛋白尿的严重性和持续时间是评估原发性FSGS预后非常重要的指标。

多数肾功能恶化的患者存在持续的肾病水平的蛋白尿（ > 3.5g/d）。比起蛋白尿没有缓解的患者，即便是部分缓解，肾功能也明显改善。

未能达到蛋白尿缓解、激素抵抗（用了4个月仍然持续大量蛋白尿）是肾病综合征患者进入终末期肾衰竭最强的预测因子。

● 发现时肾功能的情况

发现时肾功能差，提示预后不好。

● 肾病理改变

间质纤维化比例与预后有关。

● 对治疗的反应

完全缓解：尿蛋白定量< 0.3g/d，白蛋白正常，肌酐正常。

部分缓解：尿蛋白下降 > 50%，同时尿蛋白维持在0.3 ~ 3.5g/d，且白蛋白 > 30g/L，肌酐稳定。

不管哪种FSGS，治疗效果好，预后好！

7.9 胡桃夹现象——一个奇怪的病名！

说起胡桃夹，我们第一反应可能是这样的：

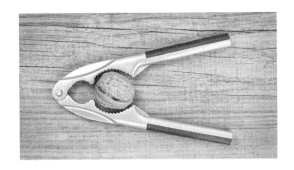

胡桃夹

但对肾科来说，胡桃夹可不是夹核桃的意思。那这个奇怪又有特点的病名代表了什么，今天我们一起来看看！

● 什么是胡桃夹现象？

我们先来看一张图，帮助我们更好的理解胡桃夹现象。

粗的一根是腹主动脉，搭在最上面细的那根是肠系膜上动脉，中间画红圈的地方我们看到一根夹在中间的是左肾静脉。

按照正常情况，那根粗的腹主动脉和那根细点的肠系膜上动脉之间有一个比较大的空间，里面有脂肪、神经之类的填充在中间，左肾静脉不会被压到的。但是，如果出现结构异常，这中间夹角变得很小，左肾静脉夹缝中求生存，被挤得好难受，

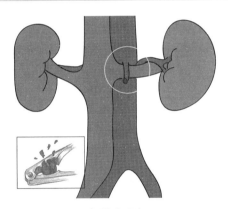

胡桃夹现象

血液在里面回不去，聚集在那里，引发了一系列临床症状，这就是胡桃夹现象。

● 什么原因导致胡桃夹现象？

原因很多，该种情况多发生于儿童和青少年。这是因为在青春期生长发育较快阶段，生长太快、脊柱过度伸展而导致这个夹角变小、里面的纤维组织压迫。

成年人也可出现这种情况，可能与左肾静脉位置变异有关。肠系膜上动脉的异常分支或起源异常、腹腔脏器下垂，特别是处在直立位、活动时，腹腔脏器因重力下垂牵拉肠系膜动脉，导致左肾静脉受压。

● 临床会有什么症状？

（1）最常见的有血尿：镜下血尿多见，也有部分患者表现为肉眼血尿，为非肾

小球性血尿。

（2）直立位蛋白尿：平卧位休息时尿蛋白为阴性，直立位时蛋白尿显著增加，但 24 小时尿蛋白一般 < 1g。

（3）还有一些伴随症状：胁腹部位疼痛；男性患儿可伴有精索静脉曲张，这也是导致成年后不育的一个原因。此外，儿童还可伴有直立位调节障碍、慢性疲劳综合征等情况。

● 可能会做哪些检查？

常规检查有尿常规和尿红细胞位相，24 h 尿钙测定排除高钙尿症性血尿，血常规查看有无贫血，肾功能看有无肾功能异常。

影像检查：彩超检查，因为无创、经济、方便等优势成为该病首选的检查。

此外还有 CT、核磁共振等，血管造影被认为是判断胡桃夹现象的可靠检查，但因为其有创性，不作为常规筛查。

● 治疗手段

因为胡桃夹现象被认为是一种良性表现，大多数不需要治疗，随着年纪增长可自愈。

但需要指出的是，胡桃夹现象以及肾小球肾炎都可以引起血尿、蛋白尿，因此，临床上的鉴别诊断是比较谨慎的。

对于一些血尿合并蛋白尿者，特别是尿蛋白较多者，不能简单地用胡桃夹现象来解释，需认真排除是否合并肾小球疾病。据报道，穿刺为肾小球疾病的患者，部分合并有胡桃夹征，因此对于高度怀疑合并肾小球疾病者，需要进行肾穿刺检查。

单纯胡桃夹现象的治疗：

（1）保守治疗：大多数胡桃夹现象可自愈，因此对于症状不严重的患者可保守观察 2 年，平时保证充足的休息（即每日保证一定平卧或斜靠体位的时间）、避免剧烈运动或过度劳累，睡眠时取侧卧位；尿蛋白较多时肾内科医生可能建议使用降压药来控制尿蛋白，并应定期复查血常规、尿常规及彩超。

（2）手术治疗：①经过 2 年以上观察或对症治疗后，症状无明显缓解或加重；②严重的疼痛不缓解或男性重度精索静脉曲张；③出现严重并发症，如头晕、贫血和肾功能损害等可能需要手术治疗。手术的目的主要在于解除左肾静脉的压迫，恢复左肾静脉及其分支的正常血液回流。

7.10 隐匿性肾炎，是什么意思？

有的患者体检，查出有血尿，或者尿蛋白"＋""＋＋"，没有症状，血压、肾功能、免疫指标等化验都正常，听医生说这是隐匿性肾炎，自己不知道这病严重还是不严重，看到隐匿性三个字好像是不严重，看到肾炎二字，又好像很严重……

什么是隐匿性肾炎

说起隐匿性肾炎，是一个比较尴尬的称呼。

一般把单纯血尿患者，或者血尿伴有一点轻微蛋白尿（24 小时尿蛋白 < 1g/d），没有高血压，没有肾功能等其他异常问题，称为隐匿性肾炎。

通常是偶然体检查出，没有任何症状。

说它名称尴尬，是因为它不好归类，它包含了很多肾病类型。但因为大多数患者临床表现轻微，并没有进行肾穿刺，所以没法归到具体的疾病种类。

隐匿性肾炎，指的仅仅是肾炎处在一种比较轻微的临床表现，并不是一个具体的病名。

表现为单纯血尿

对于只有单纯血尿的患者，需要首先确定是由结石、肿瘤等疾病引起的血尿，还是肾小球源性血尿。

确定是肾小球源性血尿后，医生会询问病史，以及进行一些检查。如果检查结果可以排除免疫病、遗传性肾病，没有高血压，没有肾功能异常，也没有蛋白尿，医生会考虑原发性肾炎导致血尿的可能性比较大，然后进行观察。这部分患者预后是很好的，和健康人基本没什么差别。

这类单纯血尿患者需要做的就是，3 ~ 6 个月进行尿常规、肾功能、血压的检查。如果出现蛋白尿、高血压、肾功能异常等问题，就应及时寻求医生的帮助。

单纯血尿一般也是不需要肾穿刺的，除了少部分怀疑是狼疮、小血管炎、遗传性肾病的患者，可能需要肾穿刺。

表现为血尿合并蛋白尿

持续性血尿合并蛋白尿的情况，通常要比单纯血尿复杂。

如果没有继发性肾病，24 小时尿蛋白定量 < 0.5g/d，有或者没有血尿，可以继续密切观察病情的变化。

如果 24 小时尿蛋白定量 > 0.5g/d，医生可能会建议肾穿刺检查，明确病理后进行针对性治疗。肾穿刺技术目前已经比较成熟，很多大医院都可以做，基本不会对肾功能有影响。

根据临床表现，和肾穿刺的病理结果，最后综合判断下一步治疗。

一般来说，只要是出现持续的蛋白尿，不论程度如何，病情都要比单纯血尿更为复杂、严重。但这并不代表就是没得治或者预后不好，而是代表需要引起足够重视。

● 隐匿性肾炎也有轻有重

因此，总的来说，隐匿性肾炎有一部分是病情非常轻微的，可以不治疗，只需要定期观察。

而也有一部分需要更为积极的处理，比如通过肾穿刺决定治疗方案。

7.11 化妆品能引起肾病吗？

● 美白美出来肾病综合征

所谓一白遮百丑，但天生丽质，长得白的女孩毕竟在少数。前不久，某医院肾内科就接诊了一位"美白美出来的肾病"，这是怎么一回事儿呢？

患者李阿姨，突然发现自己小腿双腿水肿，一按一个坑，于是到医院检查。通过血常规和尿常规，发现李阿姨尿中有大量蛋白尿，被诊断为"肾病综合征"。这让李阿姨感到十分困惑，平素身体一直很好，为什么突然得了肾病呢？

经过仔细询问，医生怀疑李阿姨的肾病，有可能因为化妆品引起！

原来李阿姨一直觉得自己不够白，脸上有斑，一直在一家美容院进行美白祛斑的脸部护理，效果也确实很好，一段时间后肤色变白，黑眼圈和斑点明显变淡了。

然而，坏就坏在这"快速美白祛斑"的产品上。医院对李女士进行了毒物相关检验，发现她血汞、尿汞都严重超标，高度怀疑李女士因为用了汞含量超标的化妆品引起汞中毒，导致肾病。

美白还能导致肾病？这真让人万万想不到，而实际上，因汞中毒导致肾病确实不少见。

● 美丽杀手——汞中毒的危害

因为汞能够有效抑制黑色素的形成，对皮肤有增白作用，因此一些美白祛斑的产品会加入过量的汞。

汞是常温下唯一以液态形式存在的金属，由于它的特殊物理性质，有易蒸发、吸附性强、容易被吸收等特性。

人体一旦吸收了过多的汞，会出现以下损害：

（1）肾损害：主要表现有泡沫尿（大量蛋白尿）、镜下血尿、夜尿增多、肾病综合征、肾功能损害等。

（2）中枢神经系统损害：乏力、失眠多梦、记忆力减退等。严重者会合并有性格改变和双手震颤等表现。

（3）口腔炎：牙龈边缘可见蓝黑色汞线。

（4）消化道症状：恶心、厌食等。

（5）对于已婚女性患者来说，在体内汞超标的情况下，还要考虑怀孕后对于孩子的不利影响。

● 女性必备常识

女性朋友在购买具有"快速、明显美白"这类字样的化妆品时，应该有所警惕。除了美白祛斑产品，有些口红也可能含有重金属铅，还有染发剂也是重金属超标重灾区。

如果应用了这些产品，出现了尿中大量泡沫、水肿、乏力等身体不适症状，需要及时进医院检查。

7.12 造影剂会对肾有损害吗？

血管造影、CT 血管成像等新技术的发展，使得介入治疗再上新的台阶。

然而，很多事情都有两面性，造影剂也是一把双刃剑。由于使用造影剂的人越来越多，发生造影剂肾病的人也多了起来。

进入人体的造影剂，最终会经过肾排泄。而造影剂可导致严重的副作用之一就是造影剂肾损害。

接受造影剂相关检查，特别是已有肾病的患者，应该注意什么，本文将为大家做详细介绍。

● 造影剂引起急性肾损伤

在应用造影剂 2 ~ 3 天后，血肌酐升高，比原来的肌酐水平升高 25%，或血肌酐绝对值较造影剂前升高 44 μ mol/L，可以判定为发生造影剂肾损伤。

● 哪些人更容易发生造影剂肾损伤？

这些人群更容易发生：已有肾功能不全的患者，也就是血肌酐 > 133 μ mol /L，被认为是最主要的危险因素；其次是有糖尿病患者。

还包括下面这些危险因素：

（1）年纪大。

（2）近期用了肾毒性药物。

（3）合并有心脏问题。

（4）高血压。

（5）肝功能有问题。

（6）脱水。

（7）使用的造影剂剂量大。

一般来说，没有上面提到的危险因素，应用造影剂，发生肾损伤的概率约为1.2%。合并危险因素越多，使用造影剂后出现肾损伤发生率增加。北京协和医院有研究数据显示，肾功能不全患者造影剂肾损伤发生率高达 50% 以上。

出现造影剂肾损伤后，大部分原本肾功能正常的患者仍旧可以恢复正常；已有肾功能不全的发生造影剂肾损伤患者，40% 以上不能再恢复到原有状态。

● 既然伤害那么大，有什么预防办法吗？

最重要的预防办法就是：避免不必要的造影剂暴露。

如果充分权衡利弊后，病情确实需要使用造影剂，那么：

造影剂使用前所有患者都应该检查肾功能，并且进行危险因素评估。

造影前停用非甾体类抗炎药，如阿司匹林；停用普利类和沙坦类降压药。

因为有研究数据显示，充分的水化可能预防造影剂肾病的发生。停用利尿剂，并且造影前后充分水化，患者自己一定要多喝水，高危人群还需要输液补水。

因为高渗造影剂对肾的损伤更大，因此高危人群一般选择低渗或者等渗造影剂，造影剂使用剂量尽量小。

两次造影剂使用之间至少隔一周。造影后需要连续监测肾功能三天。

7.13 高血压对肾的伤害这么厉害！

在门诊，常常能遇到一些年轻的患者，一查就是终末期肾衰竭需要透析，其中就有不少是跟常年血压高没有得到控制有关。

现在依然有很多地区，很多人错误地认为血压高点根本不是病，也没有症状，不需要管。

其实，高血压对肾的损害是很大的。

● 高血压是病，得治！

现在高血压发病率越来越高，跟我们不健康的饮食习惯、长期生活压力大、不规律的作息，以及不运动等很多因素有关。

如果血压低，血液冲击血管壁的力度也会相对轻。但是如果血压高，血液冲击血管壁的力量会更大，久而久之，血液的冲力会对血管壁造成伤害，肾、心脏、脑血管都可能受损。并不是我们想象的那样，血压高一点没关系。

● 高血压，对肾的损害有多厉害？

高血压引起肾损害的表现：

（1）蛋白尿：约 40% 的人血压控制不好，会出现蛋白尿。蛋白尿是导致肾衰竭的一个独立危险因素，对高血压患者监测尿常规可能会漏诊一部分尿蛋白量少的患者，因此为了早期发现高血压肾损害，建议高血压患者定期监测微量白蛋白尿。

（2）夜尿多：长期高血压可以损伤肾的浓缩功能，表现为晚上的尿量多于白天，起夜次数多。

（3）肾功能损害：除了肾小球肾炎和糖尿病肾病引起尿毒症以外，高血压肾病占透析原因的第三位。

● 那怎么办呢？

（1）积极关注自己的血压情况：正常血压一般 < 120/80mmHg。如果血压超过140/90mmHg，非同一天 3 次测量结果均高于这个水平，可诊断为高血压。

如果体检查出高血压，那么就要引起重视了，应该咨询正规的医生做进一步的诊断和检查。需要指出的是，有一类被称为"白大褂高血压"的人群，一看到医生紧张，这种平时血压不高，只有检查时血压高。一般我们建议在平静状态下 5 分钟后测量更为准确。

（2）合理的治疗方案：对于一些轻度高血压，我们可以建议先从改善生活方式下手，低盐饮食、坚持运动、戒烟、戒酒，肥胖者减少体重，来控制血压。如果血压很高，或者非药物治疗不能控制血压，那么就需要坚持长期规律地服用降压药，不能想起来才吃一次。

（3）定期复查：自己买个血压计平时在家里经常测量。必要时可以做 24 小时动态血压监测，来评估全天的血压节律和降压疗效。

7.14 肥胖伤肾，6 个方面让您更懂肾健康！

随着生活水平的提高。肥胖，如今已是全民公敌，威胁着全世界 6 亿多成人的健康。

如果你的身边也有肥胖的伙伴（包括体重超标或是"啤酒肚"），那么，请别忘了告诉他以下有关肾健康的常识。

肥胖如何能伤肾？

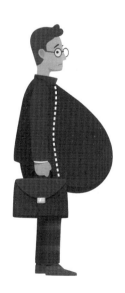

人群研究表明，超重和肥胖的人，发生肾病的风险，分别是正常体重的 3 倍和 7 倍。一方面，肥胖本身可以使得肾的结构发生改变，肾小球变大、硬化，直接伤肾；另一方面，肥胖可导致高血糖、高血压、痛风等代谢性疾病的发生，间接伤肾。

● 肥胖伤肾，最严重的后果是什么？

最严重的后果就是导致尿毒症的发生，需要透析和换肾。

肥胖引起的肾损伤，是一个很隐蔽、很缓慢的过程，一切都在"暗地里"发生，肾通常在不知不觉、不痛不痒中发生损伤。

如果从不关注肾健康，又没有任何症状，早期肾病很容易被忽视。等醒悟过来可能已经来不及，因此，身边如果有个"明白"的朋友，是至关重要的。

● 如果很胖，想知道自己的肾有没有问题，该如何检查？

肥胖患者如果从来没有关注过，也没做过与肾相关的检查，可以进行下列检查：尿常规、尿微量白蛋白、血生化、肾 B 超。

如果有异常，就请正规医院的肾内科医生给出建议。

● 如果肥胖已经伤到肾了，会得尿毒症吗？

如果发现早，在肥胖引起早期肾病的迹象时就加以控制，肥胖相关肾病不会发展为尿毒症。

但由于肥胖相关肾病的特点是：血尿不明显、水肿不明显、低蛋白血症不明显、肾功能异常出现得晚。

这些特点导致肥胖引起的肾病，容易被忽视。如果完全不检查，很难发现。

● 该如何预防肥胖伤肾？

第一要务就是：减肥！

减肥很难坚持，如果真那么容易，人人都想保持有苗条的身材。但是，不减，肾病难解决。这不只是为了追求好看的外表，而是健康上的需求。好身体，才是革命的本钱！

其实减肥就 6 个字——"管住嘴、迈开腿"！

● 如何治疗？

已经出现肥胖相关肾病，除了减肥，有时还需要配合药物治疗。

肥胖相关肾病所使用的药物相对温和，主要是普利类和沙坦类药物，可以改善由肥胖引起的肾病。早期一般无须使用激素，药物副作用相对更少。

7.15 带您了解遗传性肾病——多囊肾

● 多囊肾是什么？

多囊肾是一种常见的遗传性肾病。主要分为两类：一类是婴儿型，临床比较罕见，预后不好，儿童时期就可进展为肾功能不全；另一类是成年型，比较常见，常染色体显性遗传，一般在青中年发病，表现为双侧肾有大大小小多个液性囊肿。一般该病患者在肝、脑、胰腺、脾也可以形成囊肿，个体预后有较大差异性。

● 所有子女都会遗传多囊肾吗？

不是所有多囊肾患者的子女都会发展出来相同的疾病，如果父亲或者母亲有常染色体显性遗传多囊肾，那么子女可能有 50% 的患病概率。

● 多囊肾的症状有哪些？

成年型多囊肾一般在 40 岁左右才出现症状。常见的症状有：

（1）高血压：高血压的出现与囊肿压迫周围组织，激活了调节血压的系统有关。

（2）腰背部疼痛或腹部肿胀感。

（3）肾肿大：两侧肾病变进展不对称，大小有差异，肾表面布有很多囊肿，使肾形状不规则，凹凸不平。体格检查时，可以摸到一侧或双侧肾呈结节状。

（4）尿中带血和蛋白质。

（5）其他部位囊肿：中年发现的多囊肾患者，约半数有多囊肝。此外，胰腺及卵巢也可发生囊肿，合并结肠憩室的概率较高。有少部分会发生脑动脉瘤。

（6）肾功能不全：一般 40 岁之前很少有肾功能不全。但有个别病例在青少年期即出现肾衰竭。也有个别患者 80 岁仍能保持正常的肾功能。

● 多囊肾与多发性肾囊肿，傻傻分不清楚？

听起来名字容易搞混，但是这两个疾病有本质区别。单纯性的多发性肾囊肿是良性病变，一般对健康不会有太大影响。而多囊肾的病情则要复杂得多。

如何区别呢？

（1）B 超：两种疾病都可以表现为双侧、多个囊肿样改变。

但多囊肾的主要特点是：①肾的不同切面上均可见到外缘不光滑，呈小波浪纹样形状；②肾的体积普遍增大；③正常的肾组织少或者没有；④同时可合并多囊肝等其他部位囊肿；⑤多囊肾的囊肿与囊肿之间的肾实质回声可较强。

而多发性肾囊肿则可见：①正常部分的肾外缘光滑清晰；②肾的体积只是囊肿部位局部增大；③囊与囊之间的肾正常组织良好，或者只是局部受压迫；④一般不会合并多囊肝；⑤多发性肾囊肿的囊肿与囊肿之间的肾实质一般无强回声。

（2）家族病史方面：一般多囊肾患者的父母或者同胞可能都患病，但多发性肾囊肿一般没有家族史。

● 多囊肾的治疗

一般没有症状时可以不治疗，而是周期性复查。

没有症状时需要注意：

（1）预防感冒。

（2）多喝水：肾囊肿易合并有结石及泌尿系统感染，因此平时需要注意多喝水，预防感染及结石。如果出现结石及感染，需要及时处理。

（3）预防外伤：一般不需要过度限制活动，但要注意避免腹部损伤，以免发生囊肿破裂。

（4）饮食：注意营养均衡，低盐有助于预防血压高。

有症状时需要注意：

（1）高血压：高血压可以加速肾功能恶化，出现高血压时需要规律应用降压药。

（2）疼痛：囊肿增大导致疼痛可以应用一些不损害肾的止痛药。

（3）疼痛、流血、感染或者阻塞：外科囊肿去顶减压术或囊肿切除可减轻囊肿对肾实质的压迫，保护剩余肾单位免遭挤压和进一步损害，延缓疾病的发展。

最近欧洲药品管理局批准了血管加压素 V2 受体拮抗剂托伐普坦，用于延缓成人多囊肾的进展和肾功能不全的发展。

● 多囊肾的预后

多囊肾的预后差异性较大，近期一篇有关新型预测多囊肾预后的文章发表在《美国肾脏病杂志》。

男性患者得 1 分；35 岁前高血压病史得 2 分；35 岁前尿检异常得 2 分；多囊肾 PKD2 基因突变得 0 分；多囊肾 PKD1 基因非截断突变得 2 分；多囊肾 PKD1 基因截断突变得 4 分。

按上述评分系统将进展为尿毒症期的风险类别分为以下三类：低危（0～3 分），中危（4～6 分）和高危（7～9 分），三类风险的患者对应的进展为尿毒症期的中位年龄分别为 70.6 岁、56.9 岁和 49 岁。

8 关于尿毒症

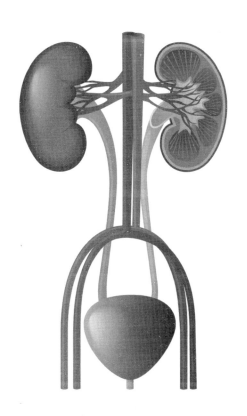

8.1 走出盲目恐慌，正确认识尿毒症

一提到尿毒症，大部分的肾病患者都是持非常恐惧的态度，希望这篇文章帮助各位小伙伴，对尿毒症有初步的理性认识。

● 尿毒症不是不治之症

各种情况的肾病，发展到晚期呈不可逆转的状态，肾失去绝大部分功能，不能继续维持人正常的生理需要，即是我们所说的——尿毒症。

尿毒症在如今并不是不治之症，患者可以选择的治疗方式是透析或者肾移植，通过这些治疗手段，可以延长几年甚至十几年的寿命。

并且，国家已经将尿毒症纳入了大病医保的范围内，在费用方面国家出大部分，个人出小部分，经济条件不好的尿毒症患者通过医保也做得起透析。

这个病，在当今社会，从各个方面来说，都不是一个不治之症。

我们中国慢性肾病患者有 1 亿多人，这是北京大学第一医院肾内科专家通过对全国各省市大规模调查，得出的统计数据。

之所以我们周围的肾病患者似乎比较少见，是因为大众对肾病方面的了解，知之甚少。根据统计数据结果显示，1 亿多人中约 87.5% 的肾友并不知道自己患病，这是一个知晓率很低的疾病。

而我国尿毒症患者人数目前不超过 200 万，也就是说，最后发展为尿毒症的肾病患者是少数。

并不是所有的肾病患者都会进入尿毒症，许多肾病患者，可能一辈子伴随尿检异常、轻微的症状，但是并不会导致尿毒症。

● 部分尿毒症患者，发现疾病时已经是尿毒症

一部分患者由于肾病病情控制不佳，最终缓慢进入尿毒症。但根据全国肾内科某个三甲医院的粗略调查，有 1/4 的肾病患者，第一次来医院就诊时已经是尿毒症。

对一个家庭来说，患尿毒症的打击是巨大的，特别是一些年轻尿毒症患者，难以接受这样的事实。

因此，许多人在肾衰竭以后，去寻求各种"逆转"病情的办法，所有的结果都是把本该用于救命的钱落入各种骗子手中。

接受既定的事实不容易，但我们要活下去，更好地活下去，就不能不理性对待，盲目固执地相信天花乱坠的"治愈尿毒症"广告，只会让自己越走越远，甚至付出生命代价。

● 大部分尿毒症患者选择透析，而非肾移植

一个人得了尿毒症之后可以有三种治疗选择：第一种是血液透析，第二种是

腹膜透析，第三种是肾移植。

成功的肾移植可以帮助患者摆脱透析，虽然术后需要终身使用免疫抑制剂，定期去医院复查，但基本可回归正常生活，许多移植患者重返工作岗位后，能够继续实现自我价值。

目前活体亲属供肾，最长存活时间为 46 年，活体非血缘关系供肾可以存活 37 年，尸体供肾可以存活 40 年。尸体供肾病例，肾存活率一般超过 10.9 年，活体肾移植一般超过 17.9 年。

但由于肾源太少，加之移植的费用高，且有可能面临移植肾再次失去功能，种种原因导致我们国家的大部分尿毒症患者，选择终身透析。

透析可以有腹膜透析（腹透）和血液透析（血透），腹透可每天在家进行，而血透在透析中心进行，一周去 2 ~ 3 次。透析患者体力好者也可以继续从事工作，并不是什么都干不了。

● **走出盲目恐慌，正确认识肾病，认识尿毒症！**

很多肾友在治疗过程中，天天担心、恐惧，给自己和周围人带来的压力都很大。

事实上，通过上面的分析我们知道，大部分肾病都不会发展成为尿毒症，即便进展到了尿毒症，我们仍然有办法。

特别是我们正处于科学快速发展的时代，以目前新技术的发展速度，对疾病认识的不断深入、未来肾病的靶向治疗、更便捷的人工肾等各个新的医疗技术都有可能实现。

几十年前我们难以想象智能化的现代生活，而处在现代的我们，可以大胆去希望！前提是，我们当下，共同好好活下去，坚持活下去，不放弃希望！

8.2 何时开始进行透析等肾替代治疗？

临床中，决定什么时候应该开始肾替代治疗，一般是基于尿毒症相关症状、肾功能情况（肾小球滤过率）以及肾功能下降的速度来共同决定的（肾小球滤过率是反映肾功能情况的一个"金指标"）。

● **综合分析目前指南意见，慢性肾衰竭患者何时进入透析采取以下决策步骤：**

（1）对于肾小球滤过率 > 15ml/（min · 1.73 m²）的患者，即使出现尿毒症相关症状，也不建议进入慢性透析阶段。因为这部分患者即使出现了尿毒症相关症状，也可以通过保守治疗克服。

（2）对于没有症状，且肾小球滤过率在 5 ~ 15ml/（min · 1.73 m²）的患者，目前建议每个月去医生那里随访一次。在没有症状出现时，不建议进行慢性透析。警惕尿毒症相关的急诊症状，比如高钾血症等情况。

（3）对于肾小球滤过率在 5 ～ 15ml/（min·1.73 m²），但是合并有尿毒症相关症状和体征的患者，建议先进行保守治疗。对于那些确实有尿毒症相关症状，且保守治疗没法缓解的患者，建议开始进入透析治疗。

（4）对于具有尿毒症相关的胸膜炎、心包炎和尿毒症脑病的患者，指南推荐应该立即行肾脏替代治疗。

（5）对于肾小球滤过率 < 5ml/（min·1.73 m²）的患者，建议开始进入血液透析等肾脏替代治疗。

● **上述提到的尿毒症症状是哪些呢？**

（1）尿毒症相关的营养不良。

（2）持续不缓解的液体过量（水肿，腹水，肺水肿等）。

（3）极度劳累、乏力。

（4）食欲差，口中金属味，恶心呕吐。

（5）轻度认知障碍。

（6）无法纠正的异常指标，比如高血钾、高血磷、酸中毒等。

8.3 生命维系——血液透析全面解析

我国截至 2017 年登记血液透析人数约 50 万，但实际需要透析的远不止这个数目。糖尿病肾病、高血压肾病的发生率增加，已经成为终末期肾衰竭尤其重要的病因之一。

而目前全世界范围内，对终末期肾病的治疗仍以替代治疗为主，血液透析就是替代治疗的方法之一。

目前，规律的血液透析可以延长患者 20 年甚至更长的寿命。那么，血液透析是什么？进行血液透析的感受如何？优缺点是什么？本文将逐一进行分析。

● **血液透析**

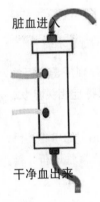

脏血进入

干净血出来

我们的肾就好比一个污水处理系统，可以把血液中的有毒物质和废物滤出，把人体所需要的营养物质再送回给身体里。当患者的肾不能正常工作时，医生就有可能建议患者进行血液透析，来代替不能工作的肾。

血液透析（血透），是通过一种特殊滤过器净化血液。这个滤过器中有数以千计的中空纤维，这些纤维和头发一样纤细，上面遍布着数以百万计的小孔。

在血透过程中，血液从滤过器的纤维中穿过。血细胞和蛋白质这些身体所需的营养物质，因为体积相对较大所以无法通过小孔，重新返回体内。而代谢产物和多余水分就会顺小孔流出，进入随后会被丢掉的透析液中。

也就是说这个滤过器可以把废物和营养物质分开，替代肾把废物过滤出去。

通常情况下，血透需要在透析中心进行，一周需要进行 2 ~ 3 次，每次至少需要 3 ~ 4 小时。

● 血管通路类型

长期血液透析患者需要造血管通路。通过血管通路，血液流出体外进行净化，之后再通过血管通路流回体内。

目前血管通路主要有三种类型：

（1）瘘管：通过手术将一条动脉与一条静脉相连接。瘘管通常会被安置在手臂内。这是目前最好的血管通路类型。

如果选择血液透析，瘘管需要在开始透析前就提前准备好。

（2）人工血管移植：通过手术用一条人造血管将一条动脉与一条静脉相连接。移植的血管可以安置在手臂中也可以安置在腿中。

（3）静脉留置导管：将一条 Y 形塑料管放入胸、颈或腹股沟的大静脉中。因为使用导管容易造成感染，所以这种方式通常只作为短期的血管通路。

目前多项研究都发现，瘘管是最好的血管通路类型，因为它更为持久，而且不易出现凝块或感染。

● 接受血透治疗的感受如何？

接受血透治疗的感觉，很大程度上取决于单次血液透析必须移除的体液量。正常来说，治疗本身是无痛的。但是，如果需要移除的体液量很大，那么患者可能会出现痉挛、头疼、头晕、恶心、气短或其他一些问题。这也是为什么肾病患者一定要遵循医嘱限制盐和水的摄入。

下面是血透患者的经验分享：

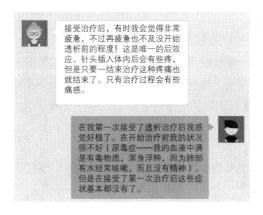

接受治疗后，有时我会觉得非常疲惫，不过再疲惫也不及没开始透析前的程度！这是唯一的后效应。针头插入体内后会有些疼，但是只要一结束治疗这种疼痛也就结束了。只有治疗过程会有些痛感。

在我第一次接受了透析治疗后我感觉好极了。在开始治疗前我的状况很不好（尿毒症——我的血液中满是有毒物质，浑身浮肿，因为肺部有水经常咳嗽，而且没有精神）。但是在接受了第一次治疗后这些症状基本都没有了。

● **血透时间、频率是多少?**

目前透析频率和时间一般是 3 次 / 周,每次 4 小时,总时间 12 小时左右。

● **血透优缺点一览表**

优点	缺点
一周有 4 天不用进行透析	有非常严格的饮食限制。要专程去透析中心,等待空位,而且每周接受治疗要花费很长时间
全程由医生和护士操作,患者只要在血透室就可以了,比较省心	护士与技术人员要同时照顾多名患者
每周不得不挤出 3 天时间,不过可以用来玩手机、阅读、学习、深度思考或是做任何想做的安静的活动	必须在透析中心干这些事了,座椅可能并不舒服,所在的房间也可能很冷或很热。不能吃喝,也不能有人来探视
可以与其他患者见面,一起打发时间,安排一起游玩	治疗时间安排,可能会与生活或工作安排相冲突,很难来一场说走就走的旅行
可以学习监控透析机,甚至可以学习自己扎针,这样能够成为治疗护理的一部分	瘘管或移植血管看起来像一条大绳子,别人可能会问起
清除毒素和水分的速度比腹透快	一周进行三次废物与体液的清除,你可能会有几天感觉好,有几天感觉不好。并且每周需要扎针,经血液感染的肝炎、艾滋病危险性比腹透高

8.4 该不该选择腹膜透析?

● **什么是腹膜透析?**

腹膜透析一般简称为腹透,和血液透析、肾移植一起,都属于尿毒症患者的肾替代治疗手段。

腹膜是腹腔中的一层膜状组织。它就像是一个包,包覆了腹腔中的大部分器官。进行腹透时,需要用一种被称为腹膜透析液的特殊液体充满这个包。血液中的代谢产物与多余水分会慢慢流进透析液中。几小时之后,透析液置换量达到上限,将用过的透析液导出,再导入干净的腹膜透析液。

● **透析液是怎样导入、导出腹膜的呢?**

这是个好问题。腹膜透析需要做一个小手术,将一根有弹性的塑料软管插入腹部,这根管称为透析管。大部分腹透导管都会从小腹插入。透析液通过这根透析管

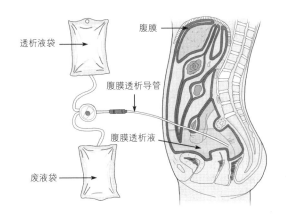

进入腹膜。

透析管会一直放在体内，十几厘米留在体外，不用时是被盖起来的。导出用过的透析液再导入新的透析液，这一过程被称为交换。医生会教患者自己进行腹透交换，这样患者平时不需要去医院，自己可以在家、在单位或在旅行中操作。腹透交换是无痛的。

● 哪些人更适合腹膜透析？

腹透更加适合身材较小，肾功能没有完全丧失且还有尿（也称"残余肾功能"）的患者，腹透最大的优点是可以保护残余肾功能。而如果进行血液透析（血透），过一段时间就可能完全没有尿了。

因为毕竟有异物进入腹腔，可能出现腹膜感染，称为腹膜炎，一般治疗以后可能导致瘢痕组织，所以会影响腹透的效果。更有些患者由于感染腹膜炎不得不停止腹透。

那么为什么选择腹透呢？大家有着不同的理由：

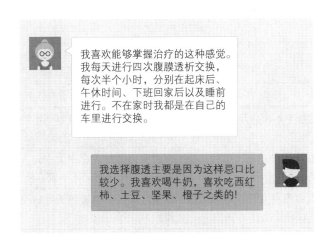

一份国际研究发现，在被研究的 25.2 万名成年患者中，选择腹透的患者比进行血透的患者进行肾移植的成功概率更高，平均高出 39%，不过目前并不清楚其中的缘由。

● 想知道自己是否适合腹膜透析？

下表可以帮你进一步确定腹透是否适合你。

（1）适合腹透的方面：

a. 透析时间可以自我掌控和安排，全程都是自己操作，不用像血透一样频繁去医院，需要上学、工作的病友可以按自己时间安排。

b. 不需要承受血透的穿刺扎针之苦。

c. 腹透比血透对心血管功能影响小一些。

（2）不适合腹透的方面：

a. 全程要自己操作，如果理解力差患者就难以学会操作。

b. 腹透对房间卫生、消毒要求严格，操作不当会引起腹膜感染，导管处发生感染，没办法找到适合进行腹透交换的场所。

c. 不想肚子里总是装满了液体。

d. 清除毒素和水分的速度，比血液透析慢。

● 腹膜透析优缺点一览表

优点	缺点
因为透析一直在进行或大部分时间都在进行，所以基本忌口不用那么严格。选择食物的时候更容易。会感觉身体状况比较平稳，不会有"大起大落"	随身带着 2L（1 公升）或 4L（2 公升）的液体可能会看起来有点肿。饮食中可能会需要额外增加蛋白质
自己治疗自己。自己掌控治疗事宜	每次交换都要小心处理，以避免腹膜炎
你可以自己安排时间进行透析。这样可以继续全职工作	每天都要进行治疗，很难能有哪天不进行透析
腹透不需要用针	大多数情况下，透析管也是你身体的一部分，这让有些患者感到不适应
腹透治疗基本无痛	在置入透析管后，由于身体愈合会感到腹痛
你的血液在净化过程中不用离开身体	腹透可能更加适合身材矮小的患者。腹透能做到的血液净化量可能不能满足部分患者的需求
腹透场所不受限制，可以在家、单位、旅行途中或是在车里	存放腹透器材需要很大空间，器材的盒子都很重，而且配送时间不一定方便
腹透器材公司可以将器材直接运往你的旅行目的地，所以可以轻松出行	即使是旅行你也要每天进行交换（腹膜透析操作）

优点	缺点
你的大多数日常活动不会受到影响，如工作和性行为	避免透析管感染十分重要，有些活动不适合行腹膜透析的患者参加，如在湖中或池塘中游泳，或者患者采取特别预防措施（比如用防水材料覆盖透析管）
腹透不会对心脏造成负担	由于透析液中含有糖，所以腹透可能会导致体重增加

8.5 肾移植知多少？

近期听闻一则消息称，一位出生仅 2 天的小婴儿因严重疾病不幸去世，但其父母将他的双肾捐献给了配型成功的一位尿毒症患者，让这位患者重新恢复了肾功能，这样的大爱让我们感动。

但这样的捐助者，在中国却很缺乏。我们国家，每 150 名需要肾移植患者中最后只有 1 名患者进行了移植，供源的匮乏是限制移植最重要的因素。

对于肾友们来说，一定非常关心肾移植相关话题。肾移植风险高吗？移植效果如何？移植需要花费多少钱？移植后需要注意哪些问题？别急，本文来聊聊关于肾移植的那些事。

● 如何看待肾移植

肾移植需要通过大手术来实现，将供肾植入肾衰竭患者体内。并不是只要有肾就能做肾移植手术，新肾的血型（ABO 血型）和组织类型都要与接受者相匹配。否则，患者的身体会排斥新肾。这样新肾会无法正常工作。血型与组织类型是否匹配要通过血常规来测试。但值得指出的是，如果都匹配，排异现象也有可能出现，即使完成移植当时不出现，很多年后也有可能出现。进行肾移植后，大部分肾友的生活质量会大大提高，但排异反应、经济压力等各种因素又会影响着移植效果。

因此，选择肾移植前，肾友们需要更加深入地了解肾移植，理性看待肾移植。

● 肾源从哪里来

①亲属活体肾；②配偶、姻亲或朋友（非直系血缘亲属活体肾）；③死亡供体。

（1）亲属活体肾移植与非直系血缘亲属活体肾移植：患者的家庭成员、配偶或是朋友可能会给患者捐肾。活体肾的功能更强，在患者体内作用的时间也会越长。只要时间合适就可以进行手术，所以患者不用等很长时间。

捐肾者也会接受身体检查，以确保不会因此患上肾病，或者是出现其他影响捐献者健康的因素。

我们的肾代偿能力很强，只要有一个健康肾也足以承担两个肾的工作，比如有一些先天性孤立肾（天生只有一个肾）的人也可以正常生活。但因为毕竟是一个肾打两份工，负荷会加重，捐肾者因此罹患肾病的可能性会比正常人大，而且在出现其他疾病后的免疫力和承受能力会比健康人差，因此要比一般人更要注意保养和休息。活体捐赠者必须通过手术将肾取出，术后需要 3 周时间恢复，在这期间捐赠者无法工作。捐赠之前，医生也会将相关手术风险及后果详细告知捐肾者。

（2）死亡供体移植

死亡供体肾移植是另一种选择，但是并没有足够多的死亡供体可以提供给需要换肾的患者。目前器官移植来源，死亡供体只能靠自愿捐献。但由于这其中牵涉到道德、伦理、社会、法制等诸多复杂因素，供体也是严重不足的，因此，患者可能要等很长时间，才能找到合适的肾源。

● 听听已经完成肾移植的患者怎么说

我们无法预测患者要等多久才能等到合适的供体肾。有些患者只需等几个月，但更多患者都是要等上几年或是更长的时间。

除了等待时间问题，还有些患者将主要精力都集中于未来的发展，盼着有朝一

我做了5年的腹透，效果还不错。现在做了肾移植，感觉像把透析液交换换成了吃药，出去玩倒是更方便了。我知道肾移植依然是一种治疗方案，并不能治愈。

我透析了25年，经历了两次的肾移植。我是比较倒霉的那种，第一次是在我手术5个星期后出现了严重的排异反应，不得不取出了那颗肾，然后又开始透析。第二次换肾是在一年前，在手术后的头8个半星期那颗肾一直没有正常工作，后来终于开始工作，于是我停了4个月透析。之后开始恶化，肌酐又高了。第二次倒并没有出现排异反应，但是抗排异药的副作用让我很难受。

经历了肾移植感觉又重新活过来了，虽然我要一直吃药，但是我相信我能坚持，而且我现在感觉也还不错。

日可以获得一颗新肾，认为移植了新肾生活就会好起来。但他们却忽略了当前的生活和自我护理。

有些患者每天都活得非常充实，而且他们利用所了解的肾病知识让自己活得更好。

● 肾移植医生会怎么评价肾移植效果？

一位医生这样说：

"如果今天我们为 100 名透析患者都换上一颗状况良好的肾，然后观察一年他们的状况，结果大概会是：

其中 50 人状况会非常好。一年后，这 50 个人早已出院回家，服用抗排异药物，但没有其他住院治疗，肾功能良好，而且肾可以再工作 10 ~ 20 年。

其中 35 人会出现一些问题，如新患上心脏病、糖尿病，或其他并发症，需要重新手术、住院治疗、忍受排异反应等。一年后，这 35 人的状况会好转，与之前的 50 人一样。他们中大多数人身体状况将是较为良好的，肾功能正常或接近正常，而且肾也会工作比较长的时间（不过可能不及第一组）。

最后还剩 15 人。在肾移植后的第一年，其中有 2 ~ 4 人会死亡，这通常会发生在肾移植 3 个月以后。可能的死亡原因包括心脏病、脑卒中（中风）、感染等。而活下来的患者可能要面对新移植的肾失去部分功能，或是必须重新接受透析等。在第一年里出现肾功能受损，原因包括排异、感染、技术性或手术问题、药物反应、原病复发等。不过，大多数患者在丧失移植肾后还是可以接受其他肾移植的。"

● 身体为什么会对移植肾产生排斥？

我们的免疫系统就像国防系统一样，当有外来入侵者进入领土时，身体会采取行动减少可能对身体安全造成的威胁。由于新肾不是自己的，身体会视其为外来入侵，所以会产生排斥。进行了肾移植的患者需要用药来抑制免疫系统，防止发生排斥反应，这类药物被叫作免疫抑制剂。

● 肾移植的费用问题

从住院到出院，亲属供肾大概需要 20 万元，非亲属供肾在 20 万 ~ 40 万元，各地费用可能有差异。这些费用不包括出现严重手术并发症及其他意外情况。抗排异药物需要终身服用，也是不小的数目，第一年可能需要 4 ~ 10 万元，第二年及以后会减少至 2 ~ 8 万元。因此，在选择肾移植之前，应该充分考虑好经济因素。

● **肾移植的优缺点一览表**

优点	缺点
如果新肾可以正常工作，不需要再进行透析	如果新肾无法正常工作，可能又需要透析
肾移植后不需要每周花很长时间进行治疗	每天都要记得服药，而且价格也比较贵，会有一些副作用，比如增加白内障、糖尿病、癌症等疾病的风险
不再需要透析管或是血管通路	激素类药物可能会导致满月脸、面部毛发生长、增重以及焦虑（通常这些药物的剂量会随时间推移而减少）
会感觉身体变好了，可以全职工作，也可以保持活力	但前提是要闯过了移植的排斥、感染等关卡
可以参与大部分日常活动，包括工作	但要避免从事某些竞技类体育活动，如曲棍球和足球，这些活动可能会导致肾受伤
接受亲友捐赠的肾会让彼此感觉更亲近。	如果肾不能正常工作，可能会觉得"浪费"了捐赠者的肾，因而产生罪恶感。不是亲属肾的话，无法预测要等多久

8.6 肾移植术后要注意什么？

我们身体很容易识别一样东西是不是自己的！一旦发现不是自己的，免疫系统就会发出强烈的排斥反应，将不是自己的东西弄出去或者打倒。

这就是为什么肾移植后，我们的患者需要终身服用抗排斥药物，它可以使我们人体对移植来的肾排斥降到最低水平，移植肾在我们体内，与我们和平共处。

而这些抗排斥药物也会造成免疫力低下，细菌、病毒这些病原体容易侵犯我们。所以移植后，我们需要面对两个问题，一个是感染，一个是抗排异药的使用。

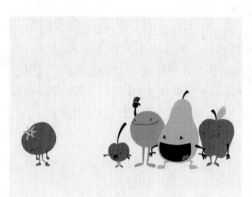

在术后的3个月，免疫抑制剂的用量最大，这也是我们免疫力最差的时候，我们的患者可能容易出现：上呼吸道感染、尿路感染、肺炎、肠胃炎、带状疱疹等。

因此，我们的患者要做到以下几点：

（1）尽量不要到人多的地方。

（2）注意饮食卫生，不吃不干净、不新鲜、生冷的食物。

（3）保暖措施做好，不要受凉。

（4）如果出现体温升高，不要硬撑，及时去医院检查，以防发生肺炎。

（5）定期去医院复查环孢素等药物的血药浓度。

度过了术后最关键的前半年，就闯过了一个大关。随着抗排斥药物的减量，患者的免疫力会逐渐趋于正常，但是一定要在医生的指导下减量，不能自行减药！

8.7　移植后肾可存活多久？肾病复发率高吗？

肾移植，是终末期肾病有效的治疗手段。近年来，随着各项技术的进步，以及抗排斥药物的应用，肾移植的存活率越来越高。

根据中国肾移植科学登记系统数据中心统计数据显示，2015年我国做了7131例肾移植手术，位居世界第2位。

目前移植肾最长存活记录：活体亲属供肾46年，活体无血缘关系供肾37年，尸体供肾40年。1960年，北京大学第一医院吴阶平教授等实施我国首例尸体供肾肾移植；1972年，中山大学第一医院实施第一例活体亲属供肾肾移植。此后，我国大规模开展肾移植手术。

目前，尸体肾移植肾存活期半数超过10.9年，活体肾移植半数存活超过17.9年。

另外，也有人担心移植后原有肾病复发，那么哪些肾病容易复发呢？

● 哪些原有肾小球疾病复发率较高？

（1）局灶节段性肾小球硬化（FSGS）：FSGS复发相对较高，据报道复发率为30%～50%，其中一半的复发会导致移植肾失去功能。复发的危险因素包括年纪较小时发病、发病后进展迅速（3年内发展为尿毒症），以及原有病理有系膜增生。尽管存在复发的可能，但目前普遍认为FSGS不是肾移植的禁忌证。

（2）膜增生性肾小球肾炎（MPGN）：Ⅰ型MPGN复发率可达70%，其中30%可能会因此丧失肾功能。Ⅱ型MPGN几乎都会复发，但有临床表现者较少。

（3）溶血尿毒综合征：该病肾移植复发率为1%～25%。

另外，值得指出的是，IgA肾病以及紫癜性肾炎，虽然在组织病理上可以看到相关病变比较常见，但有临床表现的复发非常少。

狼疮肾炎虽然是全身性疾病，但移植后复发率很低。

● 其他较常见的肾病复发

（1）草酸病：移植效果较差，因为一旦复发，草酸会沉积在肾中，造成移植肾失去功能。

（2）胱氨酸病：虽然胱氨酸沉积在移植肾较常见，但这不影响移植肾的功能。

主要参考文献

1. 高尿酸血症相关疾病诊疗多学科共识专家组. 中国高尿酸血症相关疾病诊疗多学科专家共识. 中华内科杂志, 2017, 56 (3): 235-248.

2. 中国医师协会骨科医师分会显微修复工作委员会, 中国修复重建外科专业委员会骨缺损及骨坏死学组, 中华医学会骨科分会显微修复学组. 成人股骨头坏死临床诊疗指南 (2016). 中华骨科杂志, 2016, 36 (15): 945-954.

3. 叶文玲, 史亚男, 文煜斌, 等. IgA 肾病患者妊娠: 20 年回顾性分析. 中华肾脏病杂志, 2016, 32 (9): 641-646.

4. 徐大民, 吕继成, 刘立军等. IgA 肾病患者血压节律及其与临床病理指标的关系. 中华肾脏病杂志, 2012, 28 (5): 350-354.

5. 郑法雷, 章友康, 陈香美, 等. 重视慢性肾病患者心血管病变的防治. 北京医学, 2011, 33 (2): 81.

6. 宋桂花, 孙彦. 坚果类对心血管的保护作用. 中国食物与营养, 2007, 4: 55-56.

7. 陈香美, 王海燕. 提高慢性肾脏病的知晓率、治疗率和控制率, 减轻对国民健康的危害. 中华内科杂志, 2006, 45 (6): 441-442.

8. 李彪, 李晓玫, 张翠英, 等. 马兜铃内酰胺 I 对肾小管上皮细胞的损伤作用. 中国中药杂志, 2004, 29 (1): 78-82.

9. 陈文, 庄乙君. 家庭腹膜透析患者杨桃中毒 31 例报告. 中华肾脏病杂志, 2003, 19 (6): 401.

10. 孙建军. 杨桃致原发性肾病综合征复发二例. 中华肾脏病杂志, 2003, 19 (6): 43.

11. 中国疾病预防控制中心营养与食品安全所. 中国食物成分表 2002. 北京: 北京大学医学出版社, 2002.

12. 邓海鸥, 郝文科. 杨桃致急性肾功能衰竭一例. 中华肾脏病杂志, 2001, 17 (5): 293.

13. 毛汉. 以大豆蛋白为主的低蛋白饮食对糖尿病肾病患者肾功能的影响. 临床医学, 2004, 24 (6): 14-15.

14. Bordeaux B, Lieberman HR. Benefits and risks of caffeine and caffeinated beverages. uptodate, 2018.

15. Roshanravan B, Gamboa J, Wilund K. Exercise and CKD: Skeletal Muscle Dysfunction and Practical Application of Exercise to Prevent and Treat Physical Impairments in CKD. Am J Kidney Dis, 2017, 69 (6): 837-852.

16. Chan M, Kelly J, Tapsell L. Dietary modeling of foods for advanced CKD based on general healthy eating guidelines: what should be on the plate?. Am J Kidney Dis, 2017, 69 (3): 436-450.

17. Xie Y, Bowe B, Li TT, et al. Long-term kidney outcomes among users of proton pump inhibitors without intervening acute kidney injury. Kidney International, 2017, 91, 1482-1494.

18. Xie Y, Bowe B, Li TT, et al. Proton pump inhibitors and risk of incident CKD and progression to ESRD. J Am Soc Nephrol, 2016, 27 (10): 3153-3163.

19. Nelson DR, Neu AM, Abraham A, et al. Immunogenicity of Human Papillomavirus

Recombinant Vaccine in Children with CKD. Clin J Am Soc Nephrol，2016，11：776-784.

20. Grosso G，Yang J，Marventano S，et al. Nut consumption on all-cause，cardiovascular，and cancer mortality risk：A systematic review and meta-analysis of epidemiologic studies. Am J Clin Nutr，2015，101（4）：783-793.

21. Liu YX，Ma XX，Lv JC，et al. Risk factors for pregnancy outcomes in Patients With IgA Nephropathy：A Matched Cohort Study. Am J Kidney Dis，2014;64（5）：730-736.

22. Eknoyan G，Lameire N. KDIGO 2012 clinical practice guideline for the evaluation and management of chronic kidney disease. Kidney international，2013，3，s136-150.

23. Zhang LX，Wang F，wang L，et al. Prevalence of chronic kidney disease in China：a cross-sectional survey. Lancet，2012，379：815-822.

24. Eknoyan G，Lameire N. KDIGO Clinical Practice Guideline for Glomerulonephritis. kidney International，2012，2（2）：s163-171.

25. Hermida RC，Ayala DE，Mojon A，et al. Bedtime dosing of antihypertensive medications reduces cardiovascular risk in CKD. J Am Soc Nephrol，2011，22：2313-2321.

26. Vogt L，Waanders F，Boomsma F，et al. Effects of Dietary Sodium and Hydrochlorothiazide on the Antiproteinuric Efficacy of Losartan. J Am Soc Nephrol，2008，19：999-1007.